Grasas
BUENAS

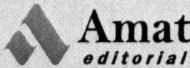

Amat Editorial, sello editorial especializado en la publicación de temas que ayudan a que tu vida sea cada día mejor. Con más de 400 títulos en catálogo, ofrece respuestas y soluciones en las temáticas:

- Educación y familia.
- Alimentación y nutrición.
- Salud y bienestar.
- Desarrollo y superación personal.
- Amor y pareja.
- Deporte, fitness y tiempo libre.
- Mente, cuerpo y espíritu.

E-books:

Todos los títulos disponibles en formato digital están en todas las plataformas del mundo de distribución de e-books.

Manténgase informado:

Únase al grupo de personas interesadas en recibir, de forma totalmente gratuita, información periódica, newsletters de nuestras publicaciones y novedades a través del QR:

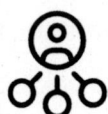

Dónde seguirnos:

 | **@amateditorial**

  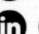 | **Amat Editorial**

Nuestro servicio de atención al cliente:

Teléfono: **+34 934 109 793**

E-mail: **info@profiteditorial.com**

Marc Vergés

Grasas
BUENAS

Cuida tu salud con
la nutrición evolutiva

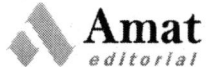

Amat
editorial

© Marc Vergés, 2017
© Profit Editorial I., S.L., 2017
  Amat Editorial es un sello editorial de Profit Editorial I., S.L.
  Travessera de Gràcia, 18; 6º 2ª; Barcelona 08021

Diseño cubierta: XicArt
Maquetación: JesMart

ISBN: 978-84-10451-00-1
Depósito legal: B 17639-2024
Primera edición: Mayo de 2017
Segunda edición: Noviembre de 2024

Impreso por: Gráficas Rey
Impreso en España – *Printed in Spain*

ÍNDICE

Agradecimientos

A los ácidos grasos esenciales de mi vida: Ana, Noel y Èric, por su amor incondicional e inmensa paciencia. A mi familia, por ser la materia prima de la que surgen recetas de vida con grasas ricas y saludables. A Marta Jiménez Gámiz, por su colaboración desinteresada con sus punzantes ilustraciones. Y también a mis compañeros de profesión y alumnos, especialmente a los alumnos de las promociones de 2014, 2015 y 2016, por ser fuentes permanentes de inspiración.

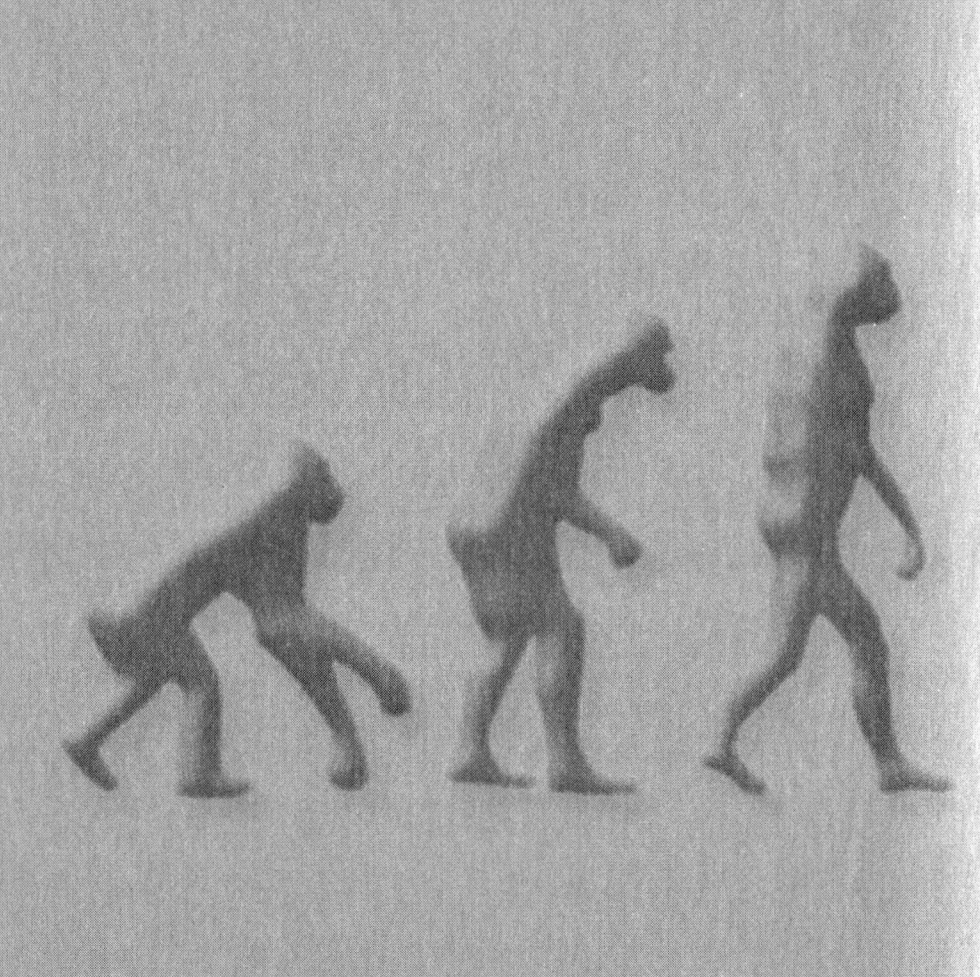

GRASAS BUENAS

Cuida tu salud con la nutrición evolutiva

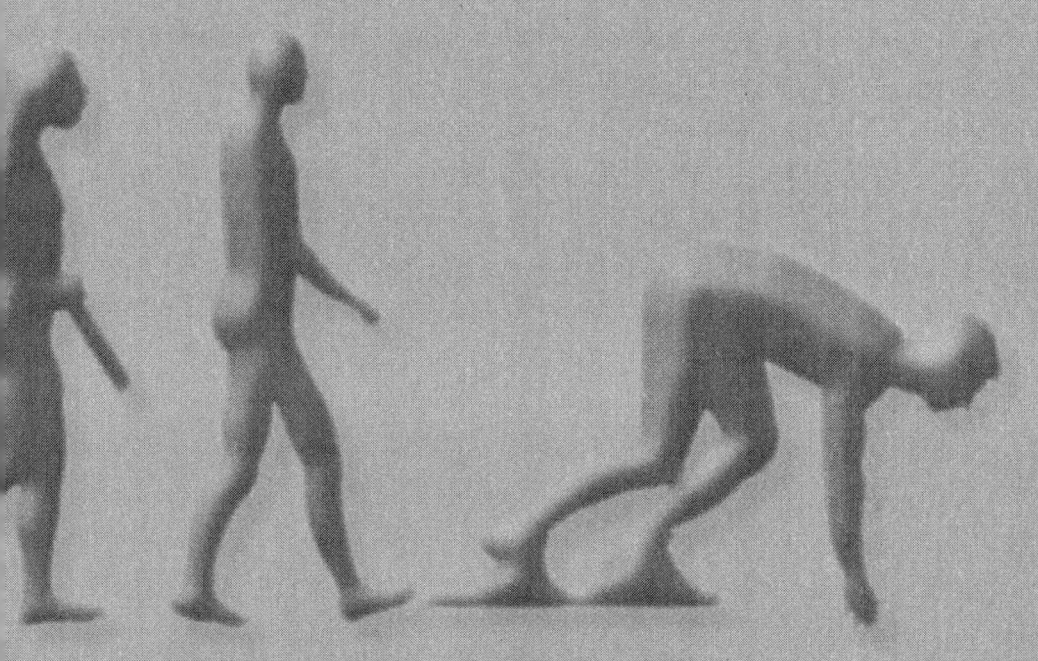

PRÓLOGO

De entre todos los nutrientes (concretamente, de entre todos los macronutrientes), las grasas son, con diferencia, las que tienen peor prensa. La mayoría de las personas huyen de ellas como de la peste. ¡Son temibles! Pero ¿por qué? «Porque engordan» es lo primero que nos viene a la mente. Pero también podría ser «porque suben el colesterol».

Querido lector, si eres de los que te encanta la mantequilla, el aceite y alguna que otra grasa pero vas escapando de ellas por estos motivos, estás leyendo el libro adecuado. Al acabar de leerlo, podrás seguir disfrutándolas pero con conocimiento de causa, sabiendo distinguir qué grasas son mejores que otras, cómo debes consumirlas, cómo hay que conservarlas y qué te aportarán. Incluso si te sobran kilos, descubrirás que las grasas pueden ayudar a regular tu peso. Y, por si eso fuera poco, es bueno que sepas que no hará falta que te pongas a contar calorías.

Marc Vergés reivindica este grupo de nutrientes, situándolo en un lugar de privilegio o, mejor dicho, devolviéndolo al lugar al que pertenecen: las grasas son nutrientes con unas funciones importantísimas para el organismo e incluso esenciales en caso de sufrir ciertas patologías. El hecho de haberlas reducido o suprimido de la dieta, el comprar alimentos desnatados bajos en grasa o con 0 % de grasa ha provocado deficiencias vitamínicas –con sus consecuencias para la salud– y alteraciones hormonales, entre otros trastornos, tal como documenta Marc. Y todo ello por desconocimiento, por creer que *light* es más sano.

El capítulo sobre el colesterol es de los que no se puede dejar de leer. Olvídate de todo lo que oyes por ahí al respecto, sobre todo si viene del mundo de la publicidad. A su alrededor hay mitos que verás desmontados, entenderás cuál es el trasfondo real del asunto y sabrás quién es de verdad «el malo de la película» cuando se habla de colesterol.

Pero si hay algo que destacar de las grasas son sus beneficios terapéuticos en determinadas enfermedades o trastornos. Por ejemplo, utilizar las grasas como vía para obtener energía –lo que se conoce como dieta cetogénica– es muy recomendable en casos de diabetes tipo II, hipertensión arterial, Alzheimer, demencia senil, Parkinson, epilepsia, candidiasis, cáncer y enfermedades autoinmunes (enfermedad de Crohn, tiroiditis de Hashimoto, entre otras), campo este último en el cual Marc está especializado y donde más enfoca su dieta evolutiva. También valora como muy positiva esta dieta en el deporte, algo que ya había desarrollado en su anterior libro *Paleo Dieta para deportistas. Guía para una alimentación evolutiva.*

Para que sea más práctico, encontrarás una guía de grasas recomendables, listados de alimentos ricos en grasas saludables y alimentos compatibles con una dieta cetogénica, además de menús fáciles y rápidos de preparar.

Por último, quiero manifestar que es un honor para mí comentar en este breve prólogo la obra de Marc. Fue mi profesor de nutrición y dietética cuando yo estudiaba naturopatía, y años más tarde nos volvimos a encontrar para compartir varios proyectos profesionales. Afortunada de mí que puedo seguir aprendiendo de él.

Y afortunado el lector de poder contar con un nutricionista que huye del convencionalismo académico, que ha crecido profesionalmente en un campo donde no es fácil «ir por otros caminos» alternativos y que evoluciona permanentemente.

Después de leer esta obra solo quedará decir: «¡larga vida a las grasas!».

ADRIANA ORTEMBERG
Naturópata colegiada FENACO
Psiconeuroinmunóloga
Coach Nutricional en www.tudietaterapeutica.com

1

INTRODUCCIÓN

En las últimas décadas, los profesionales de la salud y, concretamente, los especialistas en nutrición (dietistas-nutricionistas como un servidor), hemos estado errando y confundiendo a la población con nuestros mensajes sobre el consumo de grasa y con las recomendaciones sobre alimentos grasos.

La nutrición ha avanzado en este último cuarto de siglo tanto como lo había hecho con anterioridad, a pesar de que siempre ha sido un campo esencial para la salud de nuestra especie.

Es a partir del aumento de la expectativa de vida y la proliferación de enfermedades crónicas, con la pandemia de la obesidad a la cabeza, que se empieza a invertir en esfuerzos para conseguir mejores resultados con la forma de alimentarnos. Y es ahora, al revisar muchos de los conceptos que hasta este momento eran dogmas intocables, cuando nos damos cuenta de los errores cometidos y de cómo podemos y debemos subsanarlos.

Gracias a los estudios poblacionales y clínicos, estudios a doble ciego y metaanálisis, ya disponemos de evidencias científicas que avalan con certeza los nuevos conceptos en alimentación humana. Si bien es cierto que este tipo de estudios requiere inversiones económicas y voluntad política, y aún nos hacen falta más estudios, de momento ya estamos en el camino correcto. Como nutricionista especializado en enfermedades inflamatorias y autoinmunes, veo cómo los resultados que obtengo en mi consulta se corresponden con estos nuevos enfoques.

Hemos de entender que este tipo de estudios no reporta beneficios económicos, que sin incentivos, no se van a promover, lo cual frenará los avances en el campo de la nutrición humana. Las organizaciones sin ánimo de lucro y los gobiernos deberían ser quienes potenciaran estos estudios con fines de bienestar social y no de rentabilidad empresarial.

La financiación privada de dichos estudios es casi inexistente y, por tanto, su realización queda relegada a los esfuerzos que puedan hacer las administraciones públicas, que disponen de pocos recursos para ello y, a su vez, se encuentran condicionadas en mayor o menor medida por las empresas que, a través de sus fundaciones, quieran o puedan participar en esta tarea. De ahí que no haya una mínima voluntad política para liderar estudios que beneficien y protejan la salud de los ciudadanos. La salud, o mejor dicho la «mala salud», es un gran negocio que mueve miles de millones al año.

En esta obra aclaro muchos conceptos que hasta ahora habían convertido a las grasas en las malas de la película. Una idea que, por desgracia, está muy grabada en el subconsciente de la población. Cuando pregunto a mis pacientes acerca de su forma de comer, ya sean deportistas o personas con alguna patología, compruebo que sus ingestas de grasas quedan reducidas a manchar con un poco de aceite la sartén para cocinar o adornar las ensaladas con un hilillo de aceite... Cuando les preguntas por qué lo hacen, su respuesta suele ser que «por costumbre» o «porque las grasas engordan y son nocivas para la salud».

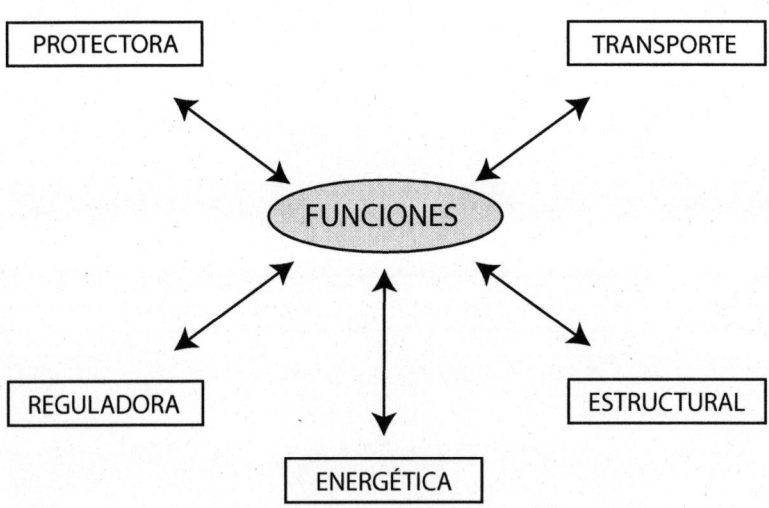

Funciones de las grasas. www.slideplayer.com.

Debemos cambiar los conceptos obsoletos que señalan que para mejorar la composición corporal y perder peso, debemos limitar y dosificar la ingesta de grasas. Esto no ha hecho otra cosa que conseguir que las dietas sean poco efectivas, aburridas e incluso contraproducentes.

Las grasas cumplen diferentes e importantes funciones en nuestro cuerpo: transportan, protegen, regulan, nos dan energía y forman parte de determinadas y numerosas estructuras de nuestro organismo.

Si, como vemos en el gráfico, las grasas son protectoras, reguladoras de nuestro sistema hormonal, energéticas a nivel muscular y neuronal, imprescindibles en estructuras vitales y transportadoras de nutrientes imprescindibles, ¿cómo puede ser que su ingesta se recomiende mucho menos que la de los carbohidratos, que tienen menos funciones? ¿Quién se beneficia de que esto sea así? Es extraño que, habiendo ejemplos de poblaciones con dietas más ricas en grasas y con resultados epidemiológicos mucho mejores, o lo que es lo mismo, que tienen una mejor salud y padecen menos enfermedades, los organismos oficiales no actúen y cambien de forma clara y definitiva las recomendaciones actuales.

No obstante, no todas las grasas o formas de prepararlas, cocinarlas o conservarlas, son adecuadas para que podamos obtener los incuestionables beneficios que tienen para nuestra salud.

Es importante saber diferenciar de forma general y simple, qué grasas tenemos que potenciar para mejorar la salud y por qué. Y aún es más importante saber qué cambios pueden producir en nuestro organismo la ingesta de uno u otro tipo de grasas.

Veremos que los cambios que se producen son claramente positivos en muchos casos. En otros, observaremos también con nitidez cómo se producen efectos nefastos en nuestra salud arterial o cardíaca. Asimismo, daremos la vuelta a interpretaciones erróneas basadas en estudios que no se hicieron correctamente. Muchas veces se ha supeditado el bienestar de la población a unos intereses personales y económicos que, en ningún caso, deberían ser prioritarios, algo aún más reprochable si implica empeorar la salud de los ciudadanos, con consecuencias fatídicas a medio y largo plazo.

Este libro pone en duda los conceptos sobre nuestra biología y bioquímica que nos han impuesto en las últimas décadas por delante de otros que estaban clara y sólidamente demostrados.

Somos muy resistentes y podemos aguantar situaciones adversas de clima, hábitos de vida y alimentación, pero cuanto más nos alejemos de esa forma de vivir y comer óptima y cuanto más tiempo mantengamos esta situación, más fácilmente se verá alterada nuestra salud y la de nuestros descendientes.

Los cambios negativos que se producen en un individuo pueden llegar a ocasionar modificaciones en determinados genes de sus descendientes y, por ello, los enfermos de hoy engendrarán a los enfermos de mañana. Esta es la razón por la que las diferentes industrias que operan en el sector de la salud se frotan las manos. Disfrutan de un negocio que no deja de crecer, ni dejará de hacerlo, si no volvemos a los orígenes de nuestra alimentación y forma de vivir.

Desde el Paleolítico, los individuos con mayor éxito en tener descendencia y transmitir sus genes, eran los que estaban mejor adaptados a su entorno. Dicen los expertos en genética que el ser humano es capaz de cambiar sus genes un 0,4 % cada 2.000 años. Así pues, se necesitan muchísimos años para adaptarse a nuevos alimentos –alimentos industriales o elaborados a partir de semillas muy transformadas y evolucionadas, como el trigo moderno– y a nuevas formas de vivir que generan un estrés permanente, fuera de un entorno natural y cada vez con menos tiempo para las relaciones sociales.

Para que se produzcan esos cambios adaptativos a largo plazo, se debe producir una selección natural. Es decir, los menos adaptados acaban falleciendo para dejar el campo libre a los más fuertes, que serán los que tengan descendencia y transmitan su combinación de genes exitosa. Sin embargo, hoy en día, gracias a los enormes adelantos de la medicina, ya no se producirá esta selección natural, ya que se conseguirá que las personas que no gozan de buena salud vivan muchos años e incluso que tengan descendencia. Este hecho provocará que acarreemos, de generación en generación, la tendencia a padecer las pequeñas o no tan pequeñas taras adaptativas.

Pondré un ejemplo: si tus padres no tienen alergias, tienes un 15 % de probabilidades de padecer algún tipo de alergia; si uno de tus progenitores tiene alguna alergia, tus posibilidades de padecerla aumentan un 30-40 %; pero si tus dos progenitores son alérgicos, estas posibilidades pueden llegar hasta un 80 %. El aumento de alergias ocurrido en los últimos 40 años coincide con el periodo de tiempo en que el consumo de productos industriales y el proceso de emigración del campo hacia las ciudades han sido mayores.

En las siguientes páginas aprenderemos a diferenciar los alimentos grasos, que potencian una buena salud, de los que provocan todo lo contrario.

¿Mantequillas o margarinas? ¿Aceite de semillas o de oliva? ¿Qué animales tienen las mejores grasas y cómo podemos distinguirlos? ¿Cómo debemos manipular las grasas para que no nos hagan daño? Describiremos recetas y maneras de hacer nuestras propias grasas saludables. Asimismo, propondremos algunos ejemplos de menús cotidianos y muy fáciles de preparar.

También hablaremos de cómo una dieta cetogénica o alta en grasas puede ser útil en la práctica de ejercicio físico y deporte, e incluso en determinadas patologías como la epilepsia –donde se ha comprobado que puede disminuir los brotes– o la enfermedad de Crohn, donde hay una alteración o disbiosis de la microbiota fúngica y una dieta baja en hidratos de carbono reduce las crisis y su virulencia. También se han observado mejoras en el síndrome de Raynaud, gracias a la dieta cetogénica, que produce en los pacientes una gran claridad mental y mejora los síntomas de sequedad de las mucosas, y en determinados tipos de cáncer, sobre todo, el de cerebro. Hay otras enfermedades que se benefician del seguimiento de una dieta baja en hidratos, entre ellas la enfermedad lateral amiotrófica o ELA, el síndrome de fatiga crónica, la enfermedad de Lyme o candidiasis, una dolencia cada vez más habitual, como consecuencia del exceso de consumo de hidratos de carbono y el bajo consumo de verduras.

También aprenderemos a distinguir y a evitar las grasas dañinas, conociendo los motivos para no consumirlas. Muchas veces somos nosotros los responsables de transformar una buena materia prima en un alimento perjudicial para nuestra salud al manipularla de forma inadecuada, bien por desconocimiento o por el ritmo frenético que nos impone la sociedad en que vivimos, y que nos obliga a hacer las cosas con poca dedicación y conciencia.

El estilo de vida moderno es un caldo de cultivo para generar enfermedades modernas y el correspondiente sufrimiento que conllevan. Ello puede acarrear patologías crónicas o envejecer en condiciones de poca calidad de vida y poca autonomía. Dado que las autoridades políticas y

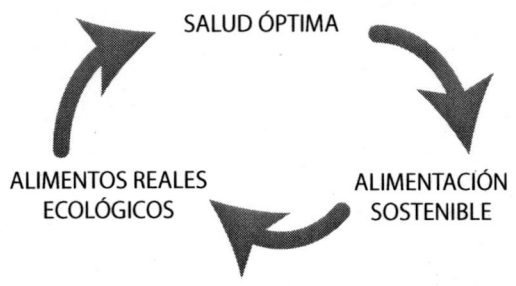

sanitarias no quieren o no pueden velar por nuestra salud, somos nosotros los que debemos tomar las riendas del asunto y abandonar lo que nos perjudica. Podemos fijarnos en aquello que fue beneficioso durante miles de años, y que continúa aportando salud a las actuales tribus de cazadores-recolectores y a poblaciones que viven todavía apartadas de las costumbres de las sociedades occidentales modernas.

Debemos volver a consumir alimentos naturales que no incorporen procesos industriales innecesarios, que proceden de vegetales cultivados o animales criados con respeto. Con un estilo de vida que nos lleve al consumo de alimentos ecológicos y de carnes de animales criados en semilibertad cerraremos el círculo de una vida saludable.

2

¿CUÁLES SON LAS GRASAS SALUDABLES?

Ecológicas

Lo primero que debemos procurar, en la medida en que nos sea posible, es potenciar a toda costa los productos de producción ecológica. Como ya he explicado anteriormente, los contaminantes son lipofílicos, es decir, que se depositan en la grasa y allí se estabilizan.

Ya sabemos que el alimento 100 % libre de tóxicos es una utopía, pero hay estudios que demuestran cómo se puede disminuir en gran medida el consumo de contaminantes si se sigue una alimentación ecológica al 80 %. Los niños son los más sensibles a acumular pesticidas en su organismo, ya que tienen mayor capacidad de absorción y menor capacidad de eliminación. Además, no hay que olvidar que están ingiriendo la misma cantidad de pesticidas que los adultos pero su peso y tamaño corporal es menor. Según un estudio realizado en Nueva Zelanda, los niños que consumen más alimentos ecológicos tienen menos resfriados y gripes, mayor capacidad de recuperación después de una enfermedad, menor agresividad en el transcurso de prácticas deportivas, mejor calidad de piel y mayor salud dental. En otro estudio (4), se analizó la orina de un grupo de niños para detectar la presencia de restos de diferentes pesticidas y se observó que aquellos que comían alimentos ecológicos presentaban una cantidad notablemente inferior de estas sustancias (hasta un 75 % menos que los que seguían una alimentación convencional).

En otros estudios se ha observado que las cantidades altas de pesticidas se asocian con más facilidad a una mayor incidencia de diabetes o al déficit de atención en niños.

Además, sabemos que el cerebro es un órgano diana para estas sustancias, ya que es un órgano de composición grasa donde se almacenan fácilmente los pesticidas, lo que perjudica su buen funcionamiento y el rendimiento mental en edades avanzadas.

Este fenómeno es lógico, ya que estos venenos están destinados a impactar en el sistema nervioso de insectos, ácaros, etc., que afectan a nuestros cultivos y, por tanto, nosotros tampoco somos del todo inmunes a ellos a largo plazo. Si bien no nos matan, acabamos siendo intoxicados y padeciendo efectos secundarios que cada vez son más notorios a medida que aumenta nuestra expectativa de vida y se van acumulando estos compuestos que vamos transmitiendo de generación en generación.

Los alimentos ecológicos, no solo son interesantes porque su carga tóxica es menor, sino también por su mayor contenido de nutrientes. Carlo Leifert, profesor de desarrollo de la Universidad de Agricultura Ecológica de Newcastle, que ha dirigido uno de los estudios más completos que se han realizado hasta nuestros días en este campo, ha demostrado que hay diferencias notables entre los antioxidantes que se obtienen de alimentos de producción ecológica y los procedentes de alimentos de la agricultura intensiva o convencional. Se obtuvieron diferencias que oscilaban entre un 19 y un 69 % más de antioxidantes en los alimentos ecológicos.

Esto se debe a que los cultivos a los que no se les añaden abonos o fertilizantes químicos ni pesticidas o herbicidas que los protejan, deben desarrollar sus resistencias naturales para defenderse de su entorno. Estas resistencias son antioxidantes en forma de minerales, vitaminas o compuestos fenólicos que permanecen en la planta en niveles elevados hasta que son consumidos.

Este contenido extra de nutrientes se ve beneficiado porque dichos productos no pueden pasar por cámara y, por tanto, son llevados rápidamente a los puntos de venta y consumidos, a diferencia de los alimentos convencionales, que se van oxidando y «desvitaminizando» durante su estancia en las cámaras frigoríficas, que a veces es de varias semanas hasta que se ponen a la venta en las tiendas.

Otro aspecto a tener en cuenta es que las grasas o alimentos que no son ecológicos, tienen una mayor carga de disruptores endocrinos, responsables de elevar el nivel de estrógenos que, como consecuencia, alteran procesos hormonales que se pueden manifestar a través de menstruaciones dolorosas, abundantes y/o alteraciones emocionales con cambios de humor muy acentuados.

En la reacción bloqueada, las hormonas naturales no pueden unirse a sus receptores y ven aumentados sus niveles en sangre, sin poder realizar la acción esperada y alterando la salud. En la reacción normal, la hormona no encuentra ningún disruptor y puede unirse a su receptor, posibilitando la reacción bioquímica esperada.

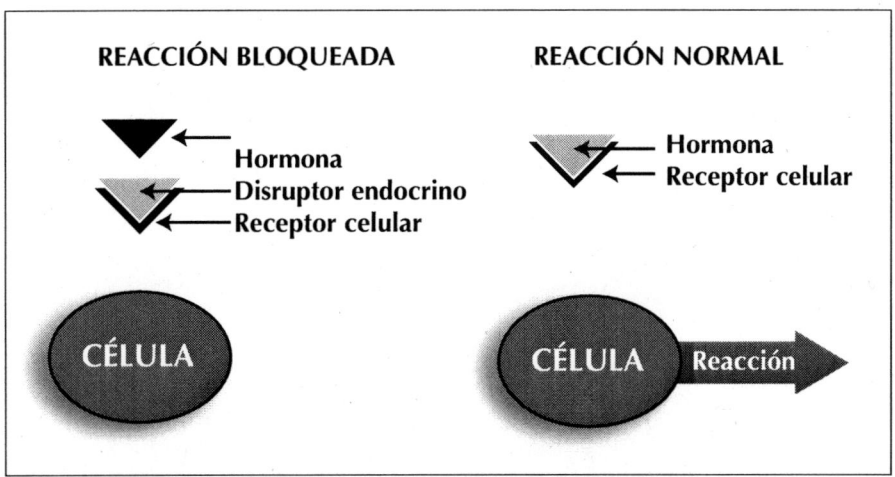

> **Ideas clave.** Los alimentos de producción ecológica respetan e imitan al medio de cultivo, lo cual contribuye a que sean más seguros de cara al consumo y contengan más antioxidantes. El consumo de productos que no son ecológicos favorece que se produzcan alteraciones hormonales, como consecuencia de los disruptores endocrinos que contienen.

Grasas saturadas: las presuntas «malas de la película»

Hasta ahora se han llevado la mala fama y han sido demonizadas y consideradas el enemigo número 1 de una alimentación saludable. Su mala prensa tiene su origen en el estudio de los siete países que el doctor Ancel Keys llevó a cabo en 1953, donde se relacionaba el consumo de grasa saturada con la patología coronaria. Se trata de un estudio inacabado y con algunas limitaciones –entre otras, olvidarse de algunos países que no encajaban en la hipótesis que se pretendía probar–. Lo cierto es que más de quince países tenían y tienen altos niveles de grasa saturada en sus dietas y, sin embargo, corren un menor riesgo de padecer enfermedades del corazón. No obstante, el estudio de Keys, sembró la semilla de la duda con respecto al consumo de grasas saturadas, que se ha mantenido hasta nuestros días.

Hay ejemplos de tribus actuales con un consumo elevado de grasa saturada que siguen contradiciendo la teoría del doctor Keys: la tribu de los masáis en África, con un consumo de grasa saturada del 66-70 %, basada en leche, sangre y carne de vacuno. Los inuit del Ártico, con un consumo de grasa saturada del orden del 75-80 % en forma de carne de ballena y foca, o los aborígenes australianos, que llegan a un consumo de hasta el 80 % de grasa animal, además de otros ejemplos, como los nunamiut de Alaska o los eskimo de Greenland.

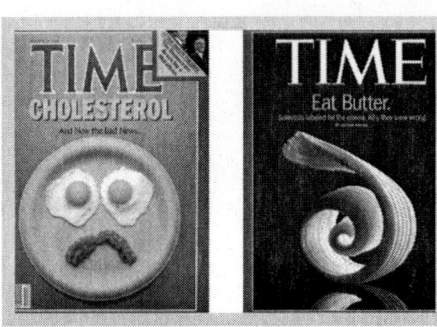

Estas dos portadas de la revista Time *se hacen eco, en 1984, la primera y en 2014, la segunda, de la noticia relacionada con el colesterol. Han de pasar 30 años, para que* Time, *rectifique.*

¿Cómo es posible que la grasa saturada sea tan perjudicial para el corazón cuando resulta que la grasa de la leche materna humana contiene más del 50 % de la misma y nuestro cerebro almacena altas cantidades de grasa saturada (hasta un 30 %)? La realidad es que nuestros bebés no corren riesgos coronarios ni cerebrales por este motivo.

Un metaanálisis de 2010 (5) –un estudio que recoge toda la información obtenida sobre un tema hasta el momento– publicado por la revista de la Sociedad Americana de Nutrición, demuestra que no hay evidencia de que las grasas saturadas de la dieta tengan relación con un mayor índice de riesgo de cardiopatía, enfermedad coronaria o cardiovascular.

Las grasas saturadas suelen encontrarse sobre todo en alimentos de origen animal, como manteca de cerdo, panceta o mantequillas, pero también se localizan en alimentos vegetales como el coco, el aceite de palma o el cacao.

Son sólidas a temperatura ambiente. Tienen cadenas medio largas de carbonos –ocho o más– representadas por diferentes tipos de ácidos grasos: ácido lignocérico que podemos encontrar en los cacahuetes, ácido láurico presente en el coco o la leche de cabra, ácido mirístico, en la nuez moscada, en las mantecas o en la grasa de ballena, ácido esteárico en aceites animales y vegetales, y ácido palmítico, muy abundante en carnes, lácteos y aceites de coco y palma.

Una noticia publicada en el diario *20 minutos* en marzo de 2014 citaba un estudio británico que ponía en duda los perjuicios de consumir muchas grasas saturadas. Se trata de un estudio elaborado por la Universidad de Cambridge, donde se concluye que los ácidos grasos saturados no están relacionados con el riesgo de sufrir una enfermedad coronaria y se ponen en duda los beneficios de una dieta rica en grasas poliinsaturadas y baja en saturadas.

En el estudio se destaca la importancia de revisar las recomendaciones basadas en la grasa total, saturada y poliinsaturada, y abogan por dividirla en los diferentes subtipos de ácidos grasos, con propiedades diferentes dentro de cada grupo. Por ejemplo, no todos los ácidos grasos saturados influyen en el aumento del colesterol de la misma forma: el ácido esteárico no lo aumenta en la misma medida que el palmítico o el láurico, y los tres, son ácidos grasos saturados de cadena media.

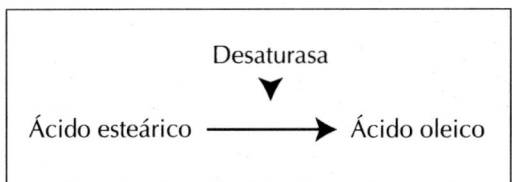

Además, el ácido esteárico puede ser transformado en ácido oleico por el organismo a través de enzimas especializadas (desaturasas) que tenemos en nuestro organismo. Este mecanismo de transformación de un ácido graso saturado en uno monoinsaturado como el oleico puede realizarse con las grasas en general, pues nuestro organismo es capaz de desaturar, romper y recomponer los ácidos grasos antes de ser utilizados como energía o mensajeros químicos o almacenarlos para ser utilizados posteriormente como sea conveniente.

Los beneficios de las grasas saturadas influyen en el buen funcionamiento de corazón, pulmones, hígado, cerebro, sistema hormonal e inmunológico y la correcta salud y estabilidad de las membranas celulares.

Uno de los alimentos más denostados por los nutricionistas ha sido, y es, el coco, rico en grasa saturada de cadena media (más del 60 % de su grasa). Sus ácidos grasos son más fáciles de digerir, llegan al hígado directamente sin esfuerzo para ser utilizados como fuente de energía, lo cual es perfecto para deportistas y diabéticos, pues obtienen energía sin la intervención de la insulina, a diferencia de cuando esta energía es obtenida a través de los carbohidratos que sí aumentarán la glucosa en sangre y, por tanto, el páncreas deberá producir insulina.

Se obtiene otro beneficio importante cuando estas grasas, por acción de la digestión y de nuestra microbiota, se transforman en ácidos grasos de cadena corta, como el ácido butírico o butirato que podemos encontrar en la mantequilla o el ghee. Estos ácidos son una fuente de energía para nuestros enterocitos o células intestinales, lo cual beneficia el funcionamiento digestivo y nos asegura una mejor salud en general, ya que con nuestros intestinos en óptimas condiciones es más difícil que enfermemos de cualquier patología.

Ideas clave. Las grasas saturadas son más necesarias de lo que se pensaba. Tienen una estructura que las hace más estables durante la conservación, el cocinado y en el interior de nuestro organismo y, por tanto, son más resistentes a eventuales cambios que serían negativos para nuestra salud.

Hay diferentes grasas saturadas y no todas producen los mismos efectos en la salud. Nuestro organismo es capaz de transformar un ácido graso saturado en otro menos saturado gracias a la acción de nuestras enzimas, que nuestro organismo puede utilizar según convenga como si fueran comodines.

Los estudios demuestran que hay alimentos con un elevado contenido en grasas saturadas que son imprescindibles si se quiere gozar de una buena salud: mantequilla, aceite de coco o ghee, etc.

Grasas monoinsaturadas: las «enchufadas de la clase»

El representante por excelencia de las grasas monoinsaturadas es el ácido oleico que encontramos en el aceite de oliva y las semillas de mostaza. Sus efectos beneficiosos, sobradamente conocidos, consisten en aumentar el HDL o colesterol «bueno» y reducir el LDL o colesterol «malo». Por otra parte, ya se están empezando a comunicar otros beneficios relacionados con el sistema nervioso o neuronal, tal como describe el estudio que realizó en 2010 el departamento de bioquímica y biología molecular del Instituto de Neurociencias de la Universidad de Salamanca, en el que se comprobó cómo la albúmina, una proteína que circula por el torrente sanguíneo, sintetiza el ácido oleico en la base y los ventrículos laterales del cerebro, produciendo un efecto neurotrópico; es decir, favoreciendo la formación de nuevas neuronas.

De hecho, la misma enzima que estimula la síntesis de ácido oleico, es la que estimula la proteína GAP-43, que tiene que ver con el crecimiento de los axones, que son la parte de las neuronas que produce los impulsos nerviosos y que transportan micronutrientes, enzimas y metabolitos. O dicho de otra forma, el aceite de oliva hace que nuestro cerebro funcione mejor.

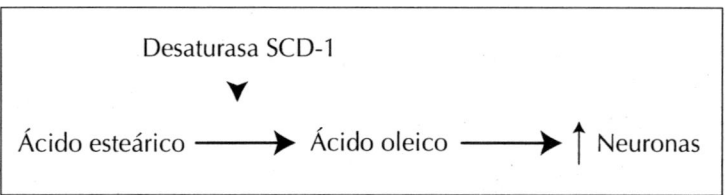

El aceite de oliva es un tipo de aceite que resiste bien temperaturas superiores a 200 °C, es decir, que no se produce una alteración de estructura, que afecte negativamente a la salud. No obstante, recomiendo añadirlo en crudo al final de las cocciones o cuando los alimentos se encuentran en nuestros platos listos para ser consumidos, ya que, de esta forma, seguro que incorporaremos sus beneficios al máximo nivel. Una forma de cocinarlo sin que suba mucho la temperatura es a través de una cocción mixta, es decir, añadiendo agua y aceite, en este orden, en la sartén. De esta forma, el agua, que tiene un punto de ebullición de 100 °C, evitará que el aceite aumente en exceso su temperatura y no salpicará.

Un plato que suelo preparar habitualmente utilizando esta técnica son los huevos a la plancha. Pongo primero la clara en la sartén y, cuando la clara ya está cocida, añado la yema, tapo la sartén y apago el fuego. De esta forma, la clara queda perfectamente cocida y la yema muy poco hecha. Así, mantengo al máximo las propiedades del aceite de oliva y de la yema de huevo.

Ideas clave. La grasa monoinsaturada por excelencia es el aceite de oliva, aunque la mayoría de los alimentos grasos, la contienen. Son un tipo de grasas que se alteran más que las saturadas pero no tanto como las poliinsaturadas. Por esta razón, es preferible no utilizarlas para cocinar a altas temperaturas o durante largas cocciones. Son ideales para consumir en frío o a media temperatura y sus propiedades son excelentes para aumentar el colesterol bueno y potenciar una buena salud mental.

Grasas poliinsaturadas. «Lobos disfrazados con piel de cordero»

Este tipo de grasas se ha llevado desde siempre la fama de ser extraordinariamente saludable, pero ya hay estudios que demuestran que pueden ser más dañinas para el corazón que las grasas saturadas.

Concretamente, en un estudio llevado a cabo en 2004 y dividido en dos partes, se demostraba que las grasas saturadas, no eran responsables de los males cardíacos que se les atribuían. En la primera parte del estudio se planteaba la cuestión de la prevención de accidentes coronarios por parte de las grasas saturadas en hombres y mujeres con síndrome metabólico, y en la segunda parte se estudiaba la progresión de arterioesclerosis coronaria de mujeres posmenopáusicas (6) (7).

En la primera parte del estudio no se encontraron evidencias que relacionasen las grasas saturadas con el riesgo de enfermedad coronaria. Se pudo observar que los hombres que seguían una dieta con menos del 25 % de calorías en forma de grasa y un 60 % o más en forma de carbohidratos presentaban un aumento de triglicéridos del 40 % y un descenso del colesterol HDL (colesterol bueno) del 3,5 %, sin que variase apenas el LDL (colesterol malo).

Según el estudio, los valores de HDL (colesterol bueno) y los triglicéridos, son indicadores que se deben tener más en cuenta en mujeres que en hombres, ya que pueden dar más información sobre la tendencia de presentar riesgo coronario, mientras que en hombres es más relevante el LDL (colesterol malo). Las mujeres con síndrome metabólico que siguieron una dieta alta en grasas saturadas mejoraron su resistencia a la insulina, perdieron peso y redujeron sus cifras de presión arterial. En la práctica, lo importante para las mujeres es tener el HDL alto y los triglicéridos bajos, sin que el LDL sea tan importante.

Las grasas poliinsaturadas que provienen de los aceites vegetales más comunes: girasol, lino, maíz o soja, entre otros, son muy susceptibles a alterarse por el calor y a reaccionar fácilmente con el oxígeno y la luz. Esto se debe a que están formados por ácidos grasos W6 (ácido linoleico) y W3 (ácido alfa-linolénico), que son muy propensos a reaccionar con los elementos antes citados.

Debemos evitar cocinar con este tipo de aceites para no formar tóxicos en los alimentos que ingerimos. También debemos asegurarnos de que los aceites de semillas estén libres de OGM (organismos genéticamente modificados). Tengamos en cuenta que el 90 % del aceite de soja o la soja en general están genéticamente modificados.

También evitaremos consumirlos enranciados u oxidados. Por dicha razón, conservaremos en frío los alimentos que contengan grasas poliinsaturadas, ya que de ese modo se minimiza la oxidación. De la misma manera, los protegeremos de la luz.

El consumo de estas grasas cocinadas, oxidadas por la luz o por el contacto con el oxígeno, es muy dañino para la salud y en vez de conseguir un efecto saludable se produce el efecto contrario, ya que se potencia la inflamación y el aumento de radicales libres. Otra cuestión a tener en cuenta son las consecuencias que puede acarrear en nuestra dieta el desequilibrio de las proporciones entre ácidos grasos W6 y W3 (31). Una proporción baja de W3 y elevada de W6 no nos interesa, ya que se pueden potenciar inflamaciones crónicas de bajo grado o ayudar a que se produzcan con mayor facilidad inflamaciones agudas como consecuencia de traumatismos o infecciones, además de dificultar la recuperación de dichos procesos inflamatorios y enfermedades degenerativas crónicas, como las enfermedades autoinmunes.

A pesar de todo, debemos incorporar los dos ácidos W3 y W6 en nuestra dieta, ya que, a diferencia del resto de ácidos grasos, nuestro organismo no los puede sintetizar ni fabricar. Por eso, se denominan ácidos grasos esenciales. Y aquí está el problema, por un lado son necesarios, pero por otro lado, no podemos tomarlos sin control o en las proporciones inadecuadas.

Del aceite de girasol, soja y maíz, obtenemos, sobre todo, ácido linoleico o W6. Del aceite de lino, colza o nuez obtenemos, principalmente, ácido alfa-linolénico o W3.

¿Qué funciones tienen y en qué se diferencian los ácidos grasos W3 y W6?

W3 o ácido alfa-linolénico (ALA)

El grupo W3 tiene su origen en el ácido alfa-linolénico, que es un ácido poliinsaturado o de cadena larga de carbonos (18) y con tres dobles enlaces (como un pulpo con 18 tentáculos y tres tentáculos libres). El primer doble enlace o tentáculo libre, se encuentra en la posición 3 y de ahí recibe su nombre W3.

Por su estructura y sus dobles enlaces, tiene capacidad para transformarse en otro ácido de más átomos o de cadena más larga (volviendo a la analogía del pulpo, tendría más tentáculos) que se denominará EPA, si tiene 20 átomos (o tentáculos) o DHA (ácido docosahexaenoico) si tiene 22 átomos (o tentáculos).

El ácido alfa-linolénico es como el paquete básico sin complementos (como un coche sin extras) y del mismo derivan los importantes y necesarios EPA y DHA.

ALA → EPA → DHA

El problema del ácido alfa-linolénico es que si se oxida se forman prostaglandinas, leucotrienos y tromboxanos, todos ellos compuestos inflamatorios. En cambio, si no se oxida y lo consumimos de forma adecuada, tiene efectos muy beneficiosos para nuestra salud:

- Fluidifica la sangre que llega con mayor facilidad a todos los rincones de nuestro organismo, junto a los micronutrientes y el oxígeno.
- Actúa como un verdadero antiinflamatorio.
- Favorecen la salud cardíaca.
- Mejora la actividad muscular.
- Mejora el funcionamiento cerebral. El 60 % de la masa cerebral es grasa, de la que, el 70 % son ácidos grasos W3. El 25 % de esos ácidos W3 son ácidos DHA. Ya sabemos por diferentes estudios que el DHA mejora la tensión arterial, reduce la ateroesclerosis, actúa de modulador del sistema inmune, reduce de forma eficaz los triglicéridos y aumenta el HDL o colesterol bueno y mejora la agudeza visual. También se han observado resultados en la maduración del cerebro infantil, incluso en el periodo de desarrollo fetal, en la memoria y en el estado de ánimo (8).

Hay dos tipos de alimentos con ácidos grasos W3:

1. **Los que provienen del mar** son ricos en DHA y EPA (los ácidos grasos que llevan extras, de calidad superior).
2. **Los que provienen de la tierra** son ricos en ácido alfa-linolénico (paquete básico), precursor de los dos anteriores. Necesita una enzima para convertirse en EPA y DHA pero ese paso, según los estudios, es muy poco eficiente. Tan solo, un 1 %, de ácido alfa-linolénico se transformará en EPA y DHA.

¿Y qué sucede con el 99 % restante que no se transforma? Sencillamente, será utilizado como fuente de energía, mientras que los EPA y DHA actúan a nivel estructural y permanecen mucho más tiempo en el organismo, reparando y mejorando el funcionamiento de corazón, piel, cerebro, mucosas, músculos…

Países	Cantidad de DHA + EPA en dieta
Japón	1-1,5 gramos en hombres y 0,7-1,1 gramos en mujeres
Noruega	0,7-1 gramos
España	0,7 gramos
Estados Unidos	0, 002 gramos
Australia	0, 001 gramos

Consumo actual por países de la suma DHA + EPA en la dieta.

Los niveles de DHA y EPA son bajos, en general. Los esquimales están consumiendo unos 14 gramos de W3 al día y los daneses 3 gramos de W3 al día. No obstante, los beneficios, para la salud cardiovascular se consiguen con un aporte mínimo de 450 miligramos al día. Según los datos de la tabla que acabamos de ver, Estados Unidos y Australia, suspenden estrepitosamente.

Los ácidos grasos W3 son muy abundantes en pescados azules, pero se deben extremar las precauciones con pescados como el atún, el cazón (tiburón), el pez espada, la perca o la tintorera, pues tienen niveles de mercurio elevados. El mercurio, consumido en cantidades bajas pero continuas, afecta al sistema nervioso y es especialmente nocivo en embarazadas y niños, pues retrasa la maduración neuronal en el feto y en niños menores de 3 años. El atún en lata es uno de los productos alimenticios más consumidos del mundo y se debería de limitar o eliminar de la dieta, si se quieren disminuir los niveles de mercurio y otros metales pesados en el organismo.

Entre los vegetales que contienen W3 se encuentran las semillas, los frutos secos y las verduras de hoja verde.

W6 o ácido linoleico. ¡Cuidado con este ácido graso!

Este ácido, se transforma fácilmente en ácido araquidónico (20), cuya oxidación da lugar a sustancias que pueden ser beneficiosas y a otras que son mucho más inflamatorias que las que se pueden derivar de los W3 y del DHA, por ejemplo:

- Prostaglandinas que facilitan que la sangre se fluidifique y disminuyen la tensión arterial.
- Prostaciclinas. Exactamente igual que las anteriores, son beneficiosas para el sistema cardiovascular.

- Tromboxanos, en concreto el tromboxano A2, tiene efecto espesante, coagulante y de contracción de las paredes arteriales. También pueden aumentar la presión arterial.
- Leucotrienos. Favorecen la inflamación de forma intensa, sobre todo el leucotrieno B4.

En resumen, si la alimentación de una persona es alta en grasas W6, puede estar facilitando los procesos inflamatorios y de formación de trombos. Esta situación puede acentuarse si la dieta tiene un bajo contenido en un antioxidante como la vitamina E, un agente capaz de inhibir la formación de tromboxanos y leucotrienos.

Los alimentos más comunes que contienen vitamina E son: aceitunas, mantequilla de pasto o ghee, aceite de colza, almendras, piñones y avellanas, entre otros. Es muy posible que estos alimentos no formen parte de la dieta de una persona por ser alimentos grasos que la gente tiende a minimizar en sus menús, reduciendo así los niveles ingeridos de vitamina E.

En la figura siguiente se representa la clasificación de los diferentes ácidos grasos que forman parte de las grasas y en qué alimentos los podemos encontrar.

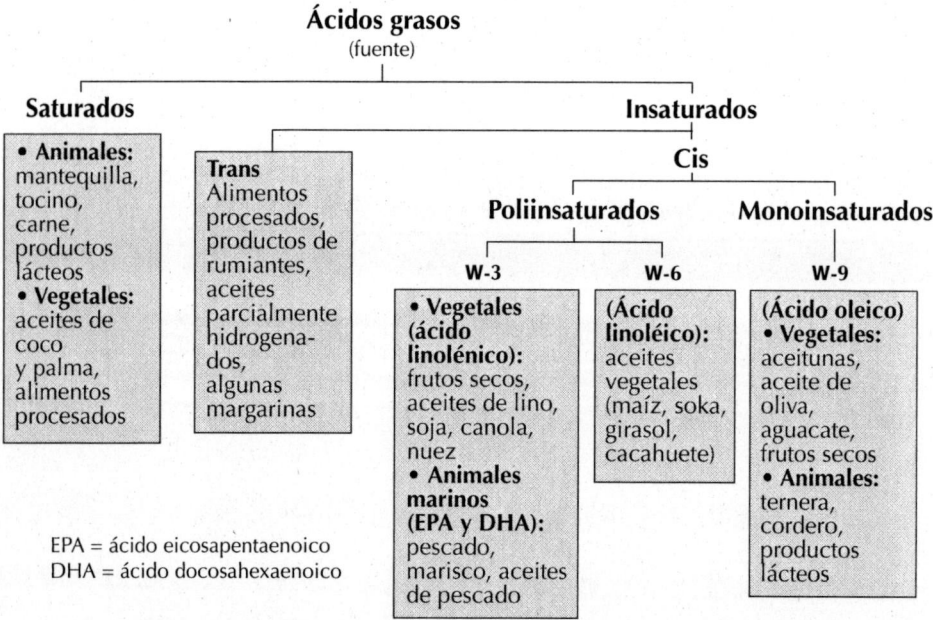

Clasificación de los ácidos grasos y los alimentos que los contienen.

Ideas clave. Las grasas poliinsaturadas no son tan beneficiosas como se pensaba inicialmente, aunque siguen siendo importantes para gozar de una buena salud. ¿Cómo o en qué cantidad las hemos de tomar? La respuesta está en el equilibrio entre los dos tipos de ácidos grasos W6 y W3. Nuestros ancestros del Paleolítico los ingerían en un porcentaje del 50/50.

Hoy en día es más complicado mantener esta proporción, aunque ya hay orientaciones y recomendaciones al respecto de diferentes especialistas y organismos estatales o mundiales. La OMS (Organización Mundial de la Salud) recomienda un ratio de 5-10/1 (W6/W3), los organismos suecos, una proporción de 5/1 y los japoneses de 2-4/1.

En nuestro modelo actual de alimentación podemos llegar a ratios de 15-20/1 a favor de los W6. La estrategia adecuada es reducir la proporción de W6 para no sufrir problemas inflamatorios crónicos o enfermedades como colitis ulcerosa, diabetes tipo 2, cáncer, enfermedad de Crohn, obstrucción pulmonar crónica, enfermedades renales, psoriasis o artritis reumatoide, que sabemos que mejoran, cuando la proporción de W3 es mayor y la de W6 mucho menor.

Un ejemplo claro al respecto son las carnes que consumimos. Mientras que la carne de vacuno que proviene de animales de pasto tiene cuatro veces más W6 que W3, en la carne convencional de producción intensiva que proviene de animales alimentados con cereales, la proporción de W6 es veintiuna veces mayor que la de W3.

Se puede llegar a unos niveles razonables de W3 si consumimos cuatro veces por semana pescados grasos y 22-32 gramos de otros alimentos que contengan W3, como aceite de lino, grosellas, nueces o verdolaga.

Los expertos recomiendan unos consumos mínimos de ácidos grasos W3 vegetales y marinos, tal y como se representan en la tabla de la página siguiente. No obstante, debemos tener en cuenta que cada persona es diferente y que estas cifras pueden ser bajas en muchos casos debido, por ejemplo, a la escasa absorción intestinal, a los malos hábitos alimentarios que producen inflamación y a la salud hepática del individuo.

En esta tabla se tienen en cuenta las grasas W3 que aportan los alimentos en las cantidades señaladas, Si quieres obtener mayores beneficios, debes potenciar los alimentos de la tabla que están en la columna de la derecha, ya que el aprovechamiento de los W3 a partir del ALA (columna izquierda) es mucho menor a igual cantidad de los diferentes W3. Es decir, aunque 2 mililitros de aceite de lino y 50 gramos de caballa aportan los mismos 1,3 gramos de W3, nuestro organismo obtendrá mayor rendimiento y beneficios con la caballa, excepto un 1 % de la población, que sí que va a tener capacidad para aprovechar al máximo los W3 en forma de ALA, al gozar de la capacidad convertirlo en EPA y DHA a diferencia del 99 % restante de la población.

Para obtener 1,3 g de omega-3 de origen vegetal (ALA)	Para obtener 1,3 g de omega-3 de origen marino (EPA+DHA)
½ cucharadita (2 ml) de aceite de lino.	50 g de caballa del Atlántico.
2 cucharaditas (10 ml) de semillas de lino molidas.	65 g de salmón atlántico de piscifactoría.
2 cucharaditas de semillas de chía.	80 g de salmón rosado o rojo en conserva.
1 cucharada sopera (15 ml) de aceite de colza.	80 g de arenques del Atlántico o del Pacífico.
¼ taza (60 ml) de aceite de nuez.	130 g de atún blanco o bonito del norte en conserva.
1½ cucharada (22 ml) de aceite de soja.	130 g de sardinas en conserva.
13 g de semillas de cáñamo.	

Tabla de alimentos que proporcionan 1,3 gramos de W3, en alimentos con ácido alfa-linolénico (ALA) y en alimentos con EPA y DHA.
www.saludnutricionbienestar.com

Pero no solo hay que tener en cuenta los W3, sino también el contenido en W6 de los alimentos (31). En el caso del aceite de soja, por ejemplo, hay que considerar su elevado contenido de W6, lo que lo convertiría en menos interesante que el aceite de lino, que tendría menos W6, y con menos cantidad –10 veces menos– obtendríamos la misma cantidad de W3.

Otro ejemplo de alimento que no es interesante, si atendemos a algo más que los W3, es el salmón atlántico de piscifactoría. Al estar alimentado con piensos, su contenido en grasa W6, es superior a la del salmón salvaje o a la de otros pescados azules criados en libertad.

A continuación mostramos una tabla con las grasas buenas y malas. Debemos matizar que el aceite de palma tiene connotaciones negativas de tipo ecológico, pues está siendo objeto de una gran sobreexplotación impulsada por una fuerte demanda de la industria alimentaria que provoca una gran deforestación de bosques selváticos en diferentes lugares del planeta, produciendo un gravísimo daño a los ecosistemas. Por esta razón, se ha creado un organismo de certificación sostenible, formado por productores y grupos ambientales sin ánimo de lucro. Se generaron casi una cuarentena de criterios para prevenir los impactos negativos ambientales consiguientes a la producción de aceite de palma. Estos criterios pretenden desarrollar explotaciones respetuosas con el medio ambiente, ya veremos si dan su fruto. Para encontrar información sobre ellas: https://www.theguardian.com/sustainable-business/palm-oil-production-social-environmental-impacts.

Grasas buenas	Grasas malas
Aceite de oliva	Aceite de soja
Ghee	Aceite de girasol
Mantequilla clarificada	Aceite de maíz
Aceite de coco	Margarina
Grasas de animales orgánicos o de pasto	Mantecas vegetales
Aceite de palma	Aceite de colza

Grasas buenas y grasas malas.

Por desgracia, esta situación no es exclusiva del aceite de palma. El incremento de la demanda mundial de cereales y vegetales para consumo humano está provocando que los habitantes de zonas pobres destruyan bosques, selvas y humedales con tal de obtener algo de dinero para sustentar a sus familias. Esto conlleva pérdida de biodiversidad, pues al alterar estos ecosistemas transformándolos en tierras de cultivo mueren millones de animales que ven modificados sus hábitats: insectos, pájaros, reptiles, pequeños mamíferos y el resto de la cadena alimentaria que regula la sostenibilidad y el equilibrio de estas zonas vitales para la salud del planeta. No olvidemos que grandes regiones, como el Amazonas, son los pulmones fundamentales del planeta y los principales responsables de amortiguar el efecto invernadero.

El aceite de colza es un aceite muy utilizado en el norte de Europa y Canadá. En España se usa poco, pues se le relaciona con una intoxicación grave acontecida a principios de la década de 1980, que nada tenía que ver con el contenido del propio aceite, sino con la introducción de aceite de colza para uso industrial en el consumo humano. No obstante, este aceite proveniente de especies vegetales, como las coles o las semillas de mostaza, tiene una composición de grasas omega muy interesante, un 28 % de grasas poliinsaturadas y de ellas, por cada grasa W3, contiene 2 de W6 y un elevado contenido de vitamina E.

Este aceite, al igual que el de palma, se utiliza mucho en la industria alimentaria para la elaboración de snacks, repostería, platos precocinados, chocolates, etc., por su bajo coste y alto rendimiento. Son aceites que se obtienen con disolventes y a altas temperaturas, lo que hace aumentar su contenido en grasas trans y disminuir el de vitamina E. Si el consumidor los utiliza para cocinar o calienta los alimentos que los contienen, son tremendamente perjudiciales para la salud. El aceite de palma aguanta el calentamiento, a diferencia del aceite de colza, pero se suele utilizar por la industria en productos procesados que llevan exceso de azúcares, dextrinas o maltodextrinas, de ahí su imagen de aceite poco saludable. Por tanto, recomiendo evitar todo alimento de la industria que contenga aceite de colza y usarlo con prudencia como aceite, siempre en crudo y de extracción en frío por procedimientos mecánicos.

Sí recomiendo el aceite de palma, siempre que sea de producción sostenible y no esté relacionado con productos alimentarios con ingredientes poco o nada saludables.

Se debe poner especial cuidado en los aceites que utilizamos para cocinar. Para un cocinado seguro con aceites deberíamos recurrir a la lista que se muestra en la tabla de la página siguiente.

Aceite	% Grasa saturada	% Grasa monoinsaturada	% Grasa poliinsaturada
Aceite de coco	92 %	6 %	1,6 %
Ghee	68 %	28 %	4 %
Aceite de oliva	14 %	75 %	11 %

Cantidad de diferentes tipos de grasas en tres aceites.
A mayor cantidad de grasa saturada, más seguridad al
cocinar cuando se alcancen temperaturas elevadas.

Son los tres aceites más seguros para la salud a la hora de calentarlos en una sartén, pero siempre a temperaturas que no superen los 200 °C, porque si las temperaturas son extremas, no hay ningún aceite seguro. Sorprende la capacidad de aguantar temperaturas elevadas por parte del aceite de oliva. Según algunos estudios en los que se sometió al aceite de oliva a temperaturas muy altas –180 °C– durante 36 horas, su calidad y composición se mantuvieron estables, debido, probablemente a su contenido en polifenoles y antioxidantes. En cualquier caso, cuando un aceite humee en tu sartén, deséchalo porque es altamente tóxico (23).

Otras grasas para cocinar son las que provienen de las aves. No son tan seguras como las mencionadas anteriormente, pero a temperaturas moderadas pueden dar un sabor espectacular a tus platos de verdura salteada tipo wok.

La sartén o cazuela donde has cocinado un magret de pato, por ejemplo, suele quedar bañada en el aceite que la carne ha ido soltando mientras se cocía a fuego lento. Yo pongo el aceite encima de la carne ya cocida y el que me sobra lo guardo en la misma sartén, siempre tapada, para aprovecharlo en la cena o en la comida siguiente para saltear brócoli, calabacín o cebolla. Las verduras adquieren un sabor increíble y hasta los niños se pelean por comer verdura. Si no has de utilizar el aceite en las horas siguientes, guárdalo en el frigorífico dentro de un pote de vidrio bien cerrado.

La composición de las grasas de las diferentes aves puede variar en función de la alimentación que hayan tenido, pero, en general, es la que se representa en la tabla siguiente:

Tipo de grasa	Saturada	Monoinsaturada	Poliinsaturada
Oca	28 g	28 g	11 g
Pato	33 g	49 g	13 g
Pollo	20 g	45 g	31 g

Contenido de grasas en 100 gramos de carne oca, pato y pollo.

Como se puede comprobar, la clave para estar tranquilos a la hora de cocinar con aceites es escoger los que son más saturados. Dentro de esta categoría, no debemos olvidar la panceta, la manteca de cerdo o de cacao y los sesos de ternera o cordero.

3

¿QUÉ GRASAS HAY QUE EVITAR A TODA COSTA?

Mira las etiquetas, léelas y si encuentras grasas hidrogenadas, ¡no compres!

Las grasas hidrogenadas o parcialmente hidrogenadas, las grasas trans, las grasas oxidadas y las grasas sometidas a altas temperaturas son las grasas que debemos evitar a toda costa.

Las **grasas hidrogenadas** o **parcialmente hidrogenadas**, son grasas que se han visto sometidas a cambios en su estructura debido a la introducción de moléculas de hidrógeno a presión y a altas temperaturas, que las convierten en grasas saturadas de hidrógenos de forma artificial. El objetivo es conseguir una mayor estabilidad y evitar que se alteren o enrancien. Se trata de una práctica habitual en la industria alimentaria, ya que aumenta la vida útil de sus productos y evita tener que utilizar otro tipo de grasas con virtudes similares pero más costosas. Además, se consigue un tipo de textura más agradable, ya que es un tipo de grasa sólida que confiere más untuosidad al producto.

Este tipo de grasas producen irritación y rigidez en nuestras arterias y provocan el aumento de los niveles de colesterol y triglicéridos. También se acumulan con mayor facilidad en las arterias y pueden llegar a producir ateroesclerosis.

Suelen encontrarse en una amplia gama de alimentos «basura»: galletas, cereales de desayuno, salsas, algunos chocolates, magdalenas, aperitivos chips, palomitas de microondas, croquetas, pizzas, alimentos preparados de pasta oriental, arroces o helados.

Las **grasas trans**, también conocidas como ácidos grasos trans, son similares desde el punto de vista químico a las grasas hidrogenadas.

Este tipo de grasas ha sido prohibido en algunos países porque representa un peligro para la salud pública, ya que además de los problemas ya comentados con las grasas hidrogenadas, se sabe que promueven la aparición de inflamación y tumores. El principal exponente de alimento rico en grasas trans es la margarina, uno de los alimentos más dañinos para la salud.

En varios países se han prohibido las grasas trans (Suiza y Dinamarca entre otros), mientras que en Estados Unidos se ha establecido el año 2018 como fecha límite para erradicarlas.

Hasta que no se eliminen totalmente del mercado estas grasas dañinas es obligado leer cuidadosamente las etiquetas de los alimentos que compramos o, mejor aún, compremos alimentos que no tengan etiquetas, es decir, alimentos naturales o lo menos manipulados y procesados posible por la industria alimentaria.

INFORMACIÓN NUTRICIONAL		
Porción: _ _ _ _ _ _ _ _ unidades (_ _ _ g)		
	100 g o 100 ml	1 porción
Energía (kcal)	-----------	-----------
Proteínas (g)	-----------	-----------
Grasa total (g)	-----------	-----------
Grasa saturada (g)	-----------	-----------
Ácidos grasos trans (g)	-----------	-----------
Grasa monoinsaturada (g)	-----------	-----------
Colesterol (mg)	-----------	-----------
Hidratos de carbono disponibles (g)	-----------	-----------
Sodio (mg)	-----------	-----------

Lo que deberíamos encontrar en las etiquetas
de los alimentos que compremos: ácidos
grasos trans = 0 gramos.

Los dos procesos anteriores, hidrogenación o adición de grasas trans en los alimentos, están muy lejos de lo que los nutricionistas insistimos en recomendar: huir del consumo de alimentos procesados y potenciar el alimento con la mínima manipulación, a ser posible tal como la naturaleza nos lo proporciona.

Ideas clave. Las etiquetas son clave para que identifiques qué alimentos tienen este tipo de grasas. Suelen encontrarse en alimentos comercializados por la industria alimentaria: galletas, salsas, aperitivos, algunos chocolates, helados, tartas o pasteles, margarinas o platos precocinados, entre muchos otros. Estas son las grasas que generan problemas cardíacos y vasculares.

Las **grasas oxidadas** se obtienen cuando una grasa se altera químicamente y se producen cambios de olor, sabor y color. A lo largo de esta transformación se pierden vitaminas y ácidos grasos poliinsaturados, a la vez que se forman radicales libres e hidroperóxidos, que son sustancias tóxicas para el organismo.

Este proceso se pone en marcha con el simple contacto del oxígeno con las grasas poliinsaturadas o por cambios de temperatura. La oxidación es más probable en las grasas de origen vegetal, que en las de origen animal. Por esta razón se deben extremar las precauciones cuando no consumimos rápidamente alimentos que son ricos en grasa vegetal (poliinsaturada).

Aceite de coco	12 meses
Aceite de palma	12 meses
Aceite de aguacate	12 meses
Aceite de colza	12 meses
Aceite de maíz	9 meses
Aceite de oliva	6-12 meses
Aceite de nuez de macadamia	6-12 meses
Aceite de almendras	6-12 meses
Aceite de semillas de uva	3-6 meses
Aceite de soja	6 meses
Aceite de nuez	2 meses
Aceite de sésamo	2 meses

Tiempos de enranciado u oxidación de los aceites.

Un ejemplo al respecto serían las semillas, que deberían guardarse en el congelador. Al mantenerlas a baja temperatura y cerradas lo más herméticamente posible, reduciremos el proceso oxidativo. Otro ejemplo serían los aceites de semillas como el de lino, sésamo o girasol, que no deberían salir de nuestro frigorífico desde el momento en que abrimos el envase. Y, por supuesto, no utilizarlos nunca para cocinar, ya que la oxidación que hemos evitado al guardarlos en el frigorífico, la potenciaríamos al exponerlos al calor de la sartén.

Para consumir un producto de calidad aconsejo siempre comprar botellas pequeñas y opacas de aceites de semillas. Es preferible comprar a menudo que tener una botella de mayor contenido expuesta a la oxidación durante más tiempo. El aceite de oliva también se puede oxidar con temperaturas muy altas. Si le añades romero en polvo o unas hebras de la planta, evitarás que se oxide.

Las **grasas fritas**. Como ya hemos comentado, la temperatura afecta negativamente a las grasas, oxidándolas y reduciendo su calidad nutritiva, lo cual es especialmente nocivo en el caso de las grasas vegetales. No obstante, las altas temperaturas que se alcanzan en los fritos, superiores a 220 °C, afectan igualmente a las grasas animales. Se generan radicales libres e hidroperóxidos dañinos para la salud.

El consumo habitual de grasas fritas puede producir inflamación y facilitar el desarrollo de procesos cancerígenos y/o enfermedades cardíacas. La situación empeora cuando consumimos un alimento que se ha frito en un aceite que ya se ha usado para freír con anterioridad, pues disminuye la cantidad de vitaminas, como la E, en cada fritura. Pero aún es peor freír salmón en un aceite de girasol que ya hemos utilizado anteriormente, pues el salmón perderá vitamina D y absorberá parte del aceite de girasol que incorpora los tóxicos producidos en las frituras anteriores.

Unos fritos especialmente nocivos y consumidos de forma habitual son los de féculas o harinas. Ese tipo de fritos modifica la estructura química de los azúcares y proteínas que forman las harinas o féculas y las transforman en unas sustancias llamadas acrilamidas. Este proceso es conocido como glicación proteica o reacción de Maillard, muy típica en patatas fritas, tostadas o galletas.

Según la EFSA, Autoridad Europea de Seguridad Alimentaria, las acrilamidas son responsables de producir inflamación y cáncer de forma mucho más grave de lo que hasta 2015 se había pensado. Llegan a dañar el ADN y partes internas de la célula que afectan a su funcionalidad, además de estar relacionadas con procesos como diabetes, cataratas, envejecimiento acelerado, efectos negativos en los bebés –antes y después de nacer–, problemas en la reproducción masculina y el sistema nervioso... y seguro que con el tiempo los investigadores seguirán descubriendo más «bondades» de las peligrosas acrilamidas.

Las acrilamidas se forman masivamente a partir de los 120 ºC pero también, aunque en menor cantidad, con temperaturas de 60 ºC o menos y cocciones largas. Un ejemplo de alimento con un elevado contenido de acrilamidas serían las patatas fritas y, especialmente, las patatas fritas chips. Otro ejemplo al respecto son los populares rebozados de la cocina mediterránea, como calamares rebozados, aros de cebolla, croquetas, «pescaíto frito», crestas de atún, torrijas, pan frito, café...

El problema de la glicación proteica o reacción de Maillard también se produce en los tostados, es decir, cuando cocinamos las harinas en una tostadora, horno o sartén, sin necesidad de que haya aceite. Un ejemplo de esta clase serían las galletas, los biscotes, las tostadas o crackers, si bien es cierto que la intensidad del tostado hará variar la cantidad de acrilamidas. Cuanto más intenso sea el color (más marrón o pardo), más acrilamidas se formarán.

Sabiendo que para gozar de mejor salud es necesario disminuir la cantidad de harinas de nuestra dieta, el consumo de este tipo de productos ricos en acrilamidas debería quedar relegado a ocasiones muy excepcionales o ser eliminado totalmente de la dieta.

Volvamos al cocinado de las grasas. Para evitar problemas, usaremos otros tipos de cocción, intentando que la temperatura no supere los 180 ºC o cocciones cortas a temperatura elevada para no perjudicar la calidad de las grasas. Recordemos también que las grasas vegetales, que son más ricas en W6 son las que más se deterioran y más problemas ocasionan a nuestra salud. Las podemos encontrar en semillas, aceites de semillas o frutos secos.

Ideas clave. La oxidación de las grasas, se puede producir por un proceso de enranciado, por dejarlas demasiado tiempo sin consumir y por cocinarlas a temperaturas elevadas o durante mucho tiempo. La oxidación se forma en alimentos muy grasos que no se guardan en frío o están expuestos a la luz. Estas grasas oxidadas acaban dañando la pared íntima de las arterias y aceleran el envejecimiento. Según la EFSA, las acrilamidas que se forman en los fritos, constituyen un grave problema de salud. Las encontraremos en patatas fritas, snacks en general, rebozados y tostados.

Aceites refinados. Deja de comprar aceite refinado o de mezcla con refinados por tu bien y el de los tuyos. Los más habituales son los de girasol y los de oliva, que encontraremos enteramente refinados o mezclados en diferentes proporciones con aceite sin refinar. Son aceites que han sido sometidos a procesos físicos y/o químicos con el propósito de mejorar la acidez, la potencia de sabor y la estabilidad. El más habitual, es el refinado físico que consiste en someter los aceites a 240-250 °C para destilarlos. También se pueden calentar entre 80-100° C las aceitunas o semillas que ya han sido exprimidas en frío para obtener un mayor rendimiento en la segunda prensada. En los dos casos se van a perder carotenoides y minerales.

Posteriormente, se pueden realizar diversos procesos químicos para obtener un mayor rendimiento, por ejemplo, mezclar con hexano (derivado del petróleo) y hervirlo. Es cierto que luego lo evaporan a 150 °C, pero no se consigue eliminar el 100 % del hexano. Añaden soda cáustica o ácido sulfúrico para corregir la acidez, y luego tiene lugar el blanqueamiento que elimina los típicos pigmentos que dan color a los aceites (betacarotenos). Y, por último, la obligada desodorización, ya que durante todo este proceso de manipulación del producto han aparecido sabores y olores que no agradarían a nadie.

Por último, se añaden antioxidantes artificiales para estabilizar el aceite refinado. En conclusión, no parece que sea un producto muy aconsejable, pero lo cierto es que los supermercados están llenos de aceites de este tipo. De hecho, es imposible encontrar aceite de girasol de extracción en frío en los supermercados convencionales.

Ideas clave. Los aceites refinados siguen siendo de los más consumidos en todo el mundo. Las alteraciones que sufren en los diferentes procesos por los que pasan los convierten en productos poco naturales y saludables para el ser humano. Los aceites refinados más habituales son los de girasol y de oliva. Asegúrate que los aceites que compras sean de extracción en frío y con procesos mecánicos 100 %.

Grasas lácteas homogeneizadas. Están presentes en todas las leches comerciales y sus derivados. La homogenización de las grasas es un proceso industrial que nace del propósito de la industria de mejorar la aceptación y fidelidad de los consumidores de leche, quienes rechazaban los grumos naturales de grasa láctea que flotaban en sus tazones de desayuno.

La industria ideó un sistema para hacer desaparecer la grasa visible de la leche, que consistía en pulverizar o centrifugar a altas revoluciones la misma leche y pasarla a presión por diferentes agujeros de microtubos hasta hacer desaparecer los grumos de grasa y convertirlos en micropartículas invisibles a la vista.

En el gráfico de la página siguiente podemos ver cómo van variando los tamaños de las partículas de grasa. En la leche cruda las partículas de grasa son de diferentes tamaños y están repartidas de forma homogénea. Pasada una hora, las partículas de grasa tienden a subir a la superficie, agrupándose y formando grumos de grasa. En la leche homogeneizada, las partículas son de tamaño muy pequeño y están repartidas de forma homogénea, haciendo imposible la digestión de dichas partículas.

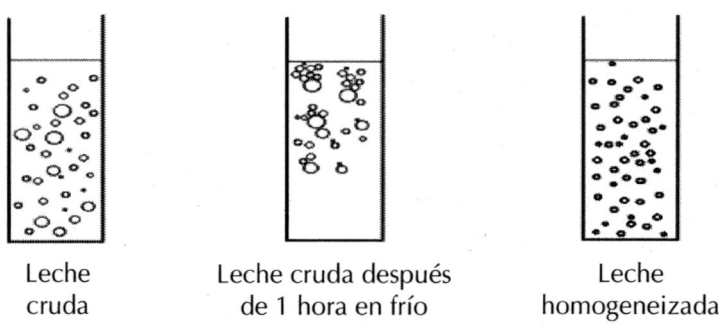

| Leche
cruda | Leche cruda después
de 1 hora en frío | Leche
homogeneizada |

Estado de la grasa en la leche, en diferentes momentos
del proceso de homogenización.
Extraído de www.gominolasdepetróleo.com.

Las consecuencias son que nuestro sistema digestivo no funciona como debería ante un formato de grasa que le resulta artificial y poco reconocible. Para empezar, la grasa homogenizada acelera el vaciado gástrico y, por tanto, la acción de los ácidos y enzimas del estómago es poco eficiente, provocando que lleguen al intestino nutrientes mal digeridos o hidrolizados. Como consecuencia, irán a parar a la sangre tóxicos y partículas de nutrientes más grandes de lo normal que pueden ocasionar alergias y/o enfermedades autoinmunes, ya que este tipo de leche «artificial» desgasta la zonulina, una proteína que hace de pegamento de unión entre las células intestinales, lo que crea un estado de gran permeabilidad que afectará más pronto o más tarde al organismo.

Además, no debemos olvidar que la grasa de la leche contiene una notable cantidad de sustancias químicas: metales pesados –mercurio, arsénico, aluminio, plomo y cadmio, entre otros– pesticidas, herbicidas, fármacos utilizados de forma sistemática en los animales, como antibióticos, antifúngicos, antiinflamatorios no esteroideos y otros, cuya finalidad no es curativa sino de prevenir cualquier tipo de problema de salud para que no se produzcan pérdidas económicas.

Sumemos a todo este maravilloso potingue de tóxicos los que provienen de los envases, que van a producir una migración de partículas de plástico a la leche en forma de bisfenol A y otros que aún desconocemos por falta de estudios específicos al respecto.

Este coctel irá mermando el sistema inmune de quienes vayan consumiendo este tipo de pseudoalimento, y lo peor es que se incorporará a los fetos de las futuras mamás, ya que son sustancias bioacumulables. Cada generación lleva de serie una mayor cantidad de tóxicos y antibióticos que la precedente y, por tanto, es más fácil que su sistema inmune y su salud, se vean afectados.

En el caso de que una persona quiera seguir consumiendo leche, debería priorizar el consumo de leche de cabra fresca y ecológica. La leche fresca está esterilizada de forma menos agresiva, tiene una composición nutricional mucho más parecida a la materna humana y, por tanto, es más digestiva.

Deberíamos consumir leche ecológica, sobre todo, cuando es de vaca, ya que tal y como demuestra un estudio, la disminución de tóxicos en las leches ecológicas supera el 500 % (1) respecto a las convencionales.

Otro problema añadido al de la leche de vaca, son las hormonas que contiene, destinadas a hacer crecer a un animal que pesa 80 kilos cuando nace y que en poco tiempo llegará a los 400 kilos.

¿Qué sucede cuando se somete a un animal más pequeño como el ser humano en edad adulta a esta hiperestimulación de crecimiento de los tejidos? La respuesta es que se puede facilitar la aparición de ciertos tipos de cáncer –mama, pulmón, próstata o colorrectal– tal y como apuntan las revisiones sistemáticas y los metaanálisis publicados en revistas científicas tan prestigiosas como The Lancet o American Journal of Epidemiology (2) (3). En esta última se señala que los adolescentes con un consumo frecuente de leche de vaca multiplican por tres el riesgo de padecer cáncer de próstata avanzado.

No hay que olvidar que debemos añadir a las hormonas naturales de la vaca, ya de por sí contraproducentes para los seres humanos, las hormonas artificiales introducidas por el ser humano, para estimular la producción de leche. El resultado de este coctel hormonal, tal y como lo explicaba la doctora Carme Valls-Llobet en una entrevista publicada en *La Vanguardia* el 26 de mayo de 2015, es una elevación de estrógenos, testosterona y progesterona que altera el proceso de la pubertad, consiguiendo que niñas de 6 años tengan vello púbico o niños y niñas sean estériles cuando llegan a la edad adulta.

Ideas clave. Las grasas homogenizadas se encuentran en la leche industrial. Evítalas, ya que pueden inducir la aparición de ateroesclerosis y dañar tus intestinos, produciendo pequeñas lesiones o una permeabilidad excesiva. Si te gusta la leche y/o sus derivados, consume leches frescas y quesos elaborados a partir de leche cruda o yogures artesanales. No renuncies a la grasa de los lácteos de buena calidad, es decir, los de procedencia ecológica.

4

RAZONES ANTROPOLÓGICAS PARA EL CONSUMO DE GRASAS. CONCEPTO EVOLUTIVO

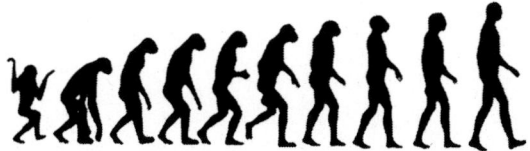

Es imprescindible revisar cómo se alimentaba nuestra especie durante el Paleolítico superior, la época en que más evolucionó y mejor se adaptó a los cambios impuestos en aquel periodo histórico. A lo largo del mismo, se produjeron cambios climáticos intensos, lo que obligó a cambiar de ubicación para encontrar comida y, como consecuencia, a trasladar campamentos o poblados. «Si la montaña no iba a Mahoma, Mahoma iba a la montaña.» Por aquel entonces el Homo sapiens había desplazado al Neanderthal y las posibilidades de seguir sobreviviendo como especie dependían de la capacidad de adaptación al medio.

En la Península Ibérica, por ejemplo, se trasladaron a zonas costeras más atemperadas con posibilidades de encontrar cuevas donde vivir y aguas ricas en peces que proporcionaban una buena alimentación (9). Estos primeros pobladores empiezan a cazar de forma más especializada y menos oportunista, aumentan el consumo de vegetales y aprovechan al máximo los recursos marinos y fluviales.

Paralelamente empiezan a ingeniárselas para procesar alimentos –se han encontrado instrumentos óseos relacionados con el procesado de alimentos– y para conservarlos. Aunque siguen abasteciéndose de la caza de animales terrestres como caballos, bóvidos, ciervos, cabras o rebecos, encuentran en los moluscos y en los animales que quedan varados en la costa una importante y rica fuente de nutrientes.

De entre sus fuentes alimentarias más valoradas, los delfines, las focas y las ballenas, se convierten en apreciadas capturas, ya que les proporcionan una gran cantidad de energía por su contenido graso. Incluso cuando se trataba de otro tipo de animales, las vísceras eran muy apreciadas por la misma razón.

En la actualidad hacemos lo contrario de lo que practicaban nuestros antecesores, desechamos las vísceras o productos de casquería y la grasa y nos alimentamos de las partes de los animales más magras o ricas en fibras musculares y pobres en grasas.

Ellos sabían de forma intuitiva que las vísceras, como el hígado, los riñones, los sesos, la lengua, los intestinos o el corazón, les proporcionaban más fuerza, de la misma forma que la grasa hacía que la comida fuese más gustosa y les dejase saciados durante más tiempo. Su interés por aprovechar los huesos y tuétanos de los animales que consumían les llevó a idear y producir utensilios para este fin.

Sabemos hoy en día que el corazón, la lengua y los intestinos son alimentos ricos en colágeno, y el cerebro y el hígado lo son en grasas saturadas y poliinsaturadas W3 y en una gran cantidad de vitaminas liposolubles como la A, K, D y E. No existe ningún alimento que supere la riqueza o densidad nutricional en vitaminas, proteínas y minerales de estos productos.

Este consumo elevado de W3 de fuentes animales por parte de nuestros antepasados, explica en parte que hoy en día haya personas, que no se adaptan bien a las fuentes vegetales de W3 (ALA). Se trata de personas que no pueden llevar a cabo de forma eficiente el paso de ALA (ácido alfa-linolénico) a los ácidos de cadena larga, EPA o DHA.

También existen muchas personas con polimorfismos heredados de nuestros ancestros que sufren inflamación en su organismo a partir de la ingesta de ácido linoleico (W6), de forma muy pronunciada a partir de un consumo de 17 gramos al día, cantidad de ingesta muy habitual en las dietas occidentales modernas.

Según los estudios realizados por el doctor Price, dentista especializado en nutrición, la alimentación de las tribus de cazadores-recolectores actuales, basada en el consumo de vísceras, sangre y partes grasas, supone una ingesta diez veces superior de vitaminas liposolubles. Es de destacar que dichas tribus no sufren de caries, además de estar libres de las enfermedades que hoy en día asedian a la civilización occidental moderna.

En la figura de la página siguiente podemos observar cómo ha evolucionado nuestra especie en relación al consumo de grasa. Hace unos 100.000 años, nuestra especie no incluía los ácidos grasos trans en su dieta o lo hacía en una cantidad insignificante y procedente de fuentes naturales. La distribución del consumo entre grasas saturadas W6 y W3 era proporcional y equilibrada. Sin embargo, desde hace unos 200 años, se han producido cambios que han impactado en la aparición de enfermedades propias de la civilización occidental moderna. Aumenta el consumo de grasas trans, hasta superar al de grasas saturadas W6 y W3, algo insólito hasta entonces en nuestra evolución histórica. Además, se desequilibran los niveles de consumo entre W6 y W3 a favor de los W6. Esta evolución negativa se intensifica aún más a lo largo de los últimos 100 años basados en la alimentación industrial. Los resultados ha sido el aumento de obesidad, el síndrome metabólico, la diabetes, la inflamación crónica de bajo grado y las enfermedades cardiovasculares (31).

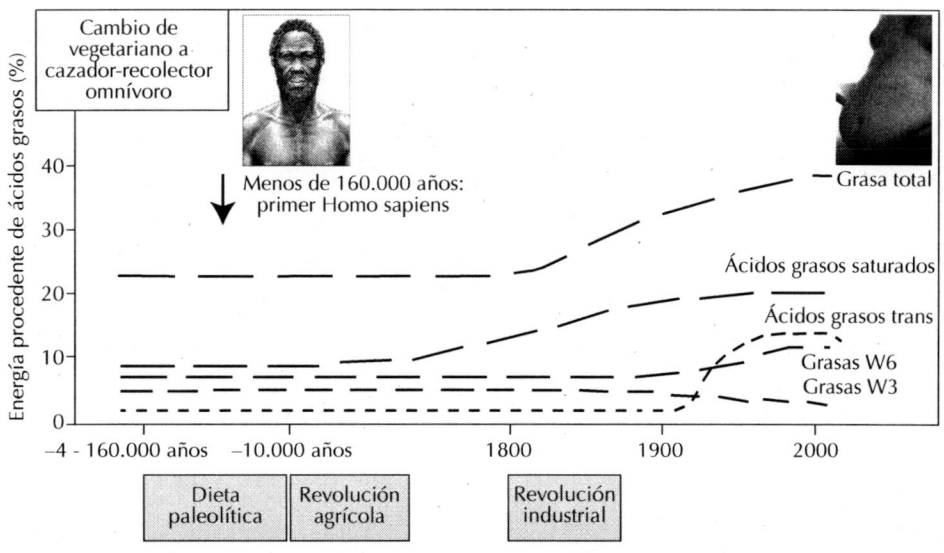

Tanto por ciento de grasas en nuestra dieta desde el Paleolítico.
https://www.ncbi.nlm.nih.gov/books/NBK53557/figure/ch2.
f5/?report=objectonly.

Llegados a este punto, siempre hay alguien que recuerda que la expectativa de vida de nuestros antepasados no superaba los 30 años, con suerte. Lo que hay que explicar también es que esa expectativa de vida se veía mermada por los continuos enfrentamientos de unas tribus con otras o por infecciones de heridas causadas por accidentes fortuitos o de caza. De hecho, la expectativa de vida de los primeros hombres y mujeres del Neolítico se redujo en una media de entre 5 y 10 años, lo que venía a demostrar que la dieta del periodo anterior, el Paleolítico, era más conveniente para la salud de la población.

Es evidente que no disponemos de los mismos alimentos que nuestros antepasados y que llegar a tener alimentos que nos proporcionen la misma calidad de grasas y el mismo equilibrio en las proporciones de W3/W6 que ellos es difícil o muy difícil. No obstante, podemos acercarnos mucho a aquel modelo si nuestra alimentación se basa en alimentos sin procesar y producidos de la forma más natural posible. Del campo a la mesa sin modificaciones o cambios.

5

LA IMPORTANCIA DE LAS VITAMINAS LIPOSOLUBLES

El empobrecimiento de vitaminas solubles en grasa tiene consecuencias para nuestra salud.

Vitamina D

La vitamina D regula la salud ósea y sin ella es imposible remineralizar nuestros huesos y evitar la osteoporosis, que es una de las patologías más comunes en mujeres de mediana edad o posmenopáusicas.

Está demostrado que la vitamina D interviene en la prevención de la gripe, la hipertensión, determinados tipos de cáncer, pero aún desconocemos todos los mecanismos en los que resulta beneficiosa. También interviene en la salud nerviosa y cerebral; los índices bajos de vitamina D están relacionados con depresión. Es reguladora hormonal, ya que interviene en la producción de insulina y en la capacidad reproductiva. Asimismo se utiliza en muchos procesos de recuperación de diversas patologías, como cáncer, problemas cardíacos o enfermedades autoinmunes.

Las mujeres que tienen unos niveles de vitamina D superiores a 40 nanogramos por mililitro redujeron la probabilidad de contraer un cáncer. Por tanto, es una herramienta muy útil para la prevención, tal como se demostró en un estudio en el que se aumentaron los niveles de vitamina D en sangre en mujeres de 28 a 40 nanogramos por mililitro, lo cual redujo la incidencia de cáncer en casi un 70 %, según un estudio publicado en 2016 por Grassrootshealth, una organización que promueve estudios de salud pública en Estados Unidos.

Curiosamente, veo continuamente en mi consulta casos de hipovitaminosis de vitamina D a niveles escandalosamente bajos. Los datos estadísticos oficiales, corroboran la auténtica pandemia de niveles patéticos de vitamina D en la población en general, incluso en países donde el sol podría ser el promotor de la síntesis de esta vitamina a través de la incidencia de los rayos solares sobre la piel. Así lo confirma el estudio ODIN, elaborado por la Universidad de Cork con la participación de científicos españoles.

La carencia de vitamina D se acentúa aún más en mujeres posmenopáusicas con osteoporosis, tal y como vemos en la siguiente figura, donde la deficiencia de vitamina D es elevadísima en la práctica totalidad de las mujeres de 50-69 años y muy elevada en mujeres entre 70-89 años.

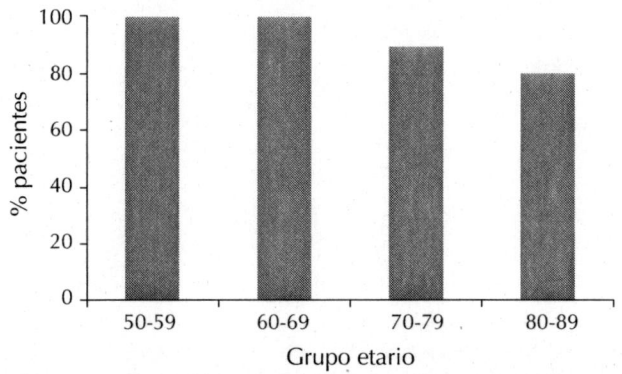

Niveles de vitamina D en rangos de deficiencia o insuficiencia, según grupos etarios

Niveles de vitamina D en rangos de deficiencia o insuficiencia por grupos de edad, Rev Med Hered, *v. 22 n.º 1, Lima, enero, 2011.*

El déficit de vitamina D es debido a la baja ingesta de grasa, pero también a la baja exposición de nuestros cuerpos al sol y a la excesiva y peligrosa aplicación continua de cremas solares, llenas de sustancias derivadas del petróleo, que no permiten que nuestra piel interactúe con el astro rey, impidiendo que sinteticemos esta fuente de salud. La mayoría de personas tiene unos niveles de vitamina D por debajo de 20 nanogramos por mililítro cuando lo conveniente sería estar por encima de 40 nanogramos por mililitro, y cuando se padecen algunas enfermedades de origen autoinmune se debería llegar a niveles de 60 nanogramos/ml.

Vitamina A

La deficiencia de vitamina A es un problema grave que afecta a la salud pública y es la primera causa de ceguera infantil. La baja cantidad de esta vitamina en nuestra dieta facilita la aparición de infecciones. La vitamina D es fundamental para la correcta producción de hormonas, el funcionamiento de la tiroides y la mejora de la salud ocular, ósea y sanguínea. Existe evidencia de su papel preventivo en la diabetes tipo 1.

También interviene en la mejora de la mucosa del intestino. Si la mucosa no está sana, no existirá una buena absorción de los nutrientes y las funciones defensivas del intestino no se realizarán correctamente. Se entrará en un círculo vicioso muy negativo, a medio y largo plazo, pues la deficiencia continuada de vitamina A producirá un aumento de la mortalidad. Es lógico inferir que si el cuerpo no está bien nutrido por déficit de absorción, y la mucosa del intestino está debilitada para resistir los ataques de las bacterias, la posibilidad de sufrir infecciones graves y no ser capaz de remontarlas es mayor.

Estas consecuencias no suceden solo a nivel intestinal. Una de mis pacientes con obesidad tipo 3, que sufría continuas amigdalitis (1-2 por mes), observó sorprendida que ya no tenía objeto la intervención de las amígdalas que tenía programada cuando redujo los azúcares y aumentó las grasas y la vitamina A en su dieta. Las amigdalitis han desparecido hasta el día de hoy y aún sigue en tratamiento de pérdida de peso. Ya ha perdido más de 40 kilos y ha empezado a recuperar actividades cotidianas que no podía realizar, como subir escaleras, caminar 100 metros sin dificultades para respirar o llevar las bolsas de la compra.

Las personas obesas presentan niveles bajos de vitamina A en sangre. La normalización de los niveles de la vitamina A en los obesos disminuiría las cantidades de las hormonas leptina y resistina que promueven la acumulación de grasa y de las sustancias que mantienen la inflamación (citoquinas proinflamatorias).

Por otro lado, los niveles de vitamina A disminuidos reducen la actividad termogénica de la grasa parda o marrón, que es la grasa que produce un gasto calórico más elevado. Si la grasa parda no gasta energía, es muy fácil que aumentemos de peso o no lo perdamos, si es ese nuestro objetivo.

↑ **Vitamina A** = ↓ **Obesidad**
↓ **Inflamación**
↓ **Mortalidad**
↓ **Infecciones**

La vitamina A que proviene de la grasa animal es más biodisponible que la procedente de los vegetales. Mientras se consuma vitamina A a través de las grasas es difícil que se llegue a niveles de toxicidad, tal y como puede ocurrir cuando se suplementa en forma de comprimidos.

La vitamina A la podemos encontrar en las vísceras de animales, el ghee, la mantequilla y la yema de los huevos.

Vitamina K

Es una de las vitaminas más importantes y, sin embargo, recibe poca o ninguna atención por parte de los profesionales de la salud y de la población en general.

Hay dos formas de vitamina K: la vegetal, que proviene de las hojas verdes de las verduras, llamada filoquinona o K1, y la que procede de fuentes animales, llamada K2 o menaquinona, de la que hay diferentes subtipos como MK-4 y MK-7. Este grupo vitamínico se encuentra en las partes grasas de los animales, pero también en los alimentos fermentados como el kéfir de cabra o el chucrut.

Las vitaminas K1 y K2 tienen diferentes funciones en el organismo. La K1 se encarga de unir el calcio a las células o de activar la coagulación. La K2 se encarga de dirigir y garantizar que el calcio no acabe en lugares inapropiados. Por ejemplo, las arterias coronarias podrían calcificarse si no hay presencia de vitamina K2, tal y como sugiere el estudio de Rotterdam de 2004, que constató que con una ingesta alta de vitamina K2 durante 7-10 años se disminuía en un 57 % la posibilidad de desarrollar una enfermedad cardíaca. Otros estudios apuntan también en esa dirección.

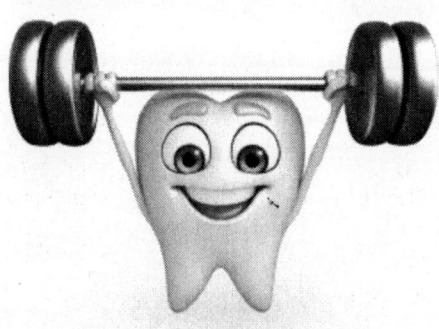

Extraído de irisxtian.me.

Por otro lado, la vitamina K2, previene y mejora la osteoporosis, ya que ayuda a que el calcio se fije en el hueso, activa proteínas como la osteocalcina, que «engancha» el calcio a los huesos, sobre todo si va acompañada de la vitamina D3, y también se encarga de estimular la dentina que protege los dientes.

También podemos obtener la vitamina K2 a través de una microbiota intestinal sana. Cuando tomamos antibióticos y reducimos nuestra microbiota, se reduce también la producción de la vitamina K2 en el intestino delgado a cargo de nuestras bacterias.

Vitamina E

En realidad, la vitamina E comprende un grupo de 8 vitaminas o compuestos liposolubles: 4 tocoferoles y 4 tocotrienoles. Los tocoferoles, sobre todo alfa-tocoferol, son considerados antioxidantes potentes que reducen el efecto nocivo de los radicales libres, protegen las grasas de las LDL –proteínas que transportan un supuesto colesterol malo– y evitan que estas últimas se oxiden, lo cual generaría problemas de índole cardiovascular.

La vitamina E también regula y activa células inmunitarias e inflamatorias y mejora la relajación y capacidad de dilatación de los vasos sanguíneos. En ese sentido, algunos estudios clínicos señalan que, unida a la vitamina C, podría ser útil contra el Alzheimer, tanto como prevención, como para frenar su evolución (10).

Si nos fijamos en las enfermedades que se relacionan con la falta de estas vitaminas, nos daremos cuenta de que son muy comunes en las poblaciones occidentales modernas, y en cambio son prácticamente desconocidas o tienen una incidencia casi anecdótica en países o poblaciones más ancestrales o con una alimentación más rica en grasas.

Si queremos consumir de una forma segura las grasas y la casquería, con niveles de tóxicos bajos y con mejores niveles de vitaminas y minerales, hemos de ser conscientes de que las vísceras que consumamos tienen que ser de procedencia orgánica o de pasto. Los animales que no consumen cereales, sino que son alimentados de forma natural, con las hojas y hierbas que obtienen de las zonas donde pastan a sus anchas, tienen en su carne más cantidad de vitaminas liposolubles, más cantidad de minerales y menor cantidad de pesticidas, herbicidas y fungicidas, lo cual es especialmente importante en el consumo de sus partes grasas, ya que es allí donde se acumulan con facilidad los compuestos tóxicos.

6

ERRORES EN LOS CONSEJOS OFICIALES SOBRE EL CONSUMO DE GRASAS: EL MITO DEL COLESTEROL

Como ya he mencionado en capítulos anteriores, la actual pirámide alimentaria «ideal» de los seres humanos está diseñada sin más argumentos científicos que los que se aplican para pelar una naranja y para comérsela, es decir, ninguno.

La propuesta de la distribución de los alimentos que debemos comer y sus proporciones tiene su origen en la década de 1950, atendiendo a las conclusiones de un influyente Ancel Keys, en su malogrado Estudio de los siete países a favor de los intereses de un sector cerealístico americano sobrado de excedentes después de las guerras mundiales, y con el que se estaba en deuda moral por su intervencionismo en el conflicto bélico.

Es en un estudio ruso, en el que se sometió a conejos a ingerir grandes cantidades de colesterol donde empieza a tomar forma el gran error. En su posterior disección y análisis anatómico, se descubre que las arterias de los conejos están obstruidas por ateromas de colesterol. Es evidente que si se proporciona a un animal un alimento que no entra en su dieta y no tiene capacidad de metabolizarlo pasarán cosas no muy buenas. El conejo es herbívoro. Cuando le dieron de comer grasas propias de un carnívoro, los resultados fueron contundentemente malos. Conclusión: «el colesterol es malo».

Existe otro estudio que llevó a errar aún más en las recomendaciones lipídicas. Nos referimos al llamado Estudio de Framingham, donde se estudiaron los desarreglos cardíacos de 5.000 ciudadanos durante 16 años. En este estudio se vinculaban los niveles altos del colesterol con muertes relacionadas con problemas cardiacos. No obstante, si se analizan detalladamente los datos, se puede ver que entre esas muertes había enfermos del corazón con niveles altos de colesterol, pero también con niveles bajos.

Es un estudio, cuanto menos lleno de contradicciones, que lleva a pensar que los resultados fueron manipulados de forma interesada para corroborar la teoría del colesterol. De hecho, uno de los colaboradores del estudio, el doctor George Mann, admitía en la década de 1980 que las conclusiones del Estudio Framingham estaban equivocadas y, aún más, reconoció que «había sido el mayor engaño de la historia de la medicina».

Aunque hay quien afirma que la frase que se atribuye al doctor Mann, no es cierta, está claro que es un estudio que en ningún caso debe tenerse en cuenta en la actualidad, a no ser para utilizarlo de ejemplo de cómo no se deben sacar conclusiones de los datos de un estudio.

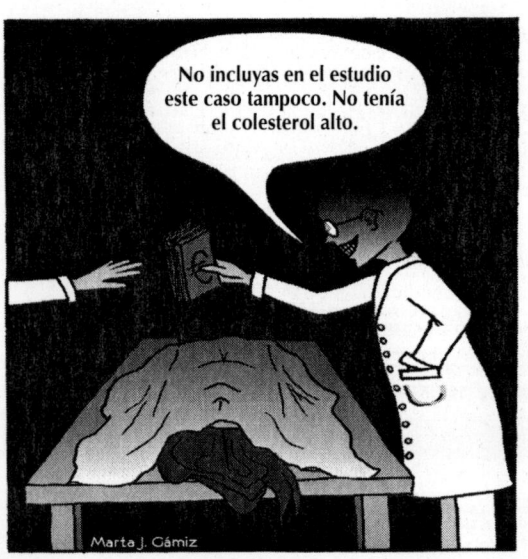

La combinación de estudios de esta índole con el estudio «fiasco» de Keys dio lugar al coctel perfecto para crear el mayor error de la nutrición, la ciencia que nos dice cómo debemos comer para estar fuertes y sanos.

El horroroso resultado de todo ello fue la estigmatización del colesterol y la reducción del consumo de grasas hasta límites muy por debajo de lo aconsejable, para favorecer el aumento de hidratos de carbono, sobre todo, los contenidos en los cereales. De esta forma, todos contentos: los mercados mundiales, la industria alimentaria, el consumidor y la industria farmacéutica, que es la que se lleva la porción más grande del pastel.

Los mercados especulan con la oferta y la demanda de los cereales. En épocas de crisis productiva de los cultivos, se inflan los precios en proporción a la demanda y se generan beneficios espectaculares.

La industria alimentaria dispone de un producto de bajo coste, ya que exprime a los agricultores al máximo, con el que fabrica infinidad de productos derivados de poca calidad nutricional, pero de alta palatabilidad y aceptación por parte de los consumidores.

El consumidor tiene a su disposición un producto barato, sabroso y fácil de preparar. Es perfecto en un entorno estresante, donde se dispone de poco tiempo para dedicar a la cocina y donde muchas frustraciones se intentan calmar con alimentos que nos proporcionen satisfacción y placer.

Gracias a todo este cóctel, la industria farmacéutica obtiene pingües beneficios. Presionó a los científicos que llevaron a cabo los estudios que avalaban la teoría de que las grasas y el colesterol, eran peligrosos. A continuación, solo necesitaba un medicamento y una estrategia comercial. Si lograba confundir a los médicos del riesgo de que sus pacientes sufrieran un infarto si no prescribían sus estatinas, lo tenían todo a favor, para pegar el gran «pelotazo» de ventas.

La realidad es que menos medicamentos y más dietas con mejores alimentos son, en la mayoría de las ocasiones, las mejores armas, para normalizar el estado de salud de una persona. Si quieres bajar tu colesterol, consume nueces, aguacates, verduras en general, salmón, aceite de oliva, té verde, ajo, chocolate negro o frutos del bosque, entre otros alimentos saludables.

Otra realidad, es que en estudios científicos recientes se concluye que los efectos secundarios a medio y largo plazo de la administración de estatinas son:

- Disminuye los niveles de Q10, imprescindibles para que el organismo produzca ATP (la gasolina de nuestras células). (Evidence of plasma CoQ10-lowering effect by HMG-CoA reductase inhibitors: a double-blind, placebo-controlled study. *Journal of Clinical Pharmacology*, 1993 Mar, 33(3):226-9.)
- Cáncer, particularmente el de mama.
  http://www.ncbi.nlm.nih.gov/pubmed/17662392.
- Declive cognitivo. incluyendo demencia senil y Alzheimer, debido a la disminución de ATP.
- Diabetes, que aumenta considerablemente después de la menopausia, debido a que producen resistencia a la insulina.
  http://www.nejm.org/doi/full/10.1056/NEJMe0808320.
  http://www.natap.org/2011/HIV/JAMAPreiss255664.pdf.
- Destrucción de fibras musculares, produciendo dolor muscular y afectando también a las fibras musculares cardiacas. Al disminuir la Q10, se producen estos daños colaterales.

- Trastornos sexuales, que pueden llegar a producir impotencia sexual. (Statins and erectile dysfunction: results of a case/non-case study using the French Pharmacovigilance System Database. *Drug Safety* 2009; 32(7)591-7.)
- Afectaciones renales producidas por la disminución de ATP, que conlleva tener menos energía para que los riñones cumplan sus funciones.
- Depresión por alterar la introducción de serotonina en las células. (Chronic cholesterol depletion using statin impairs the function and dynamics of human serotonin (1A) receptors. *Biochemistry,* 2010, Jul 6; 49(26) 5426-35.)

Recordemos que estos medicamentos se suelen prescribir durante periodos de tiempo muy largos, en muchos casos de por vida y en personas de más de 70 años. Reducir el colesterol supone aumentar el riesgo de mortalidad por cualquier causa.

Toda esta información avala los resultados del estudio realizado por el doctor Lorgeril (Mediterranean diet, traditional risk factors, and the rate of cardiovascular complications after myocardial infarction: final report of the Lyon Diet Heart Study. *Circulation,* 1999, Feb 16, 99(6) 779-85), cardiólogo y experto en nutrición, que afirma que un nivel de colesterol elevado tiene ventajas como:

- Mayor fuerza muscular.
- Más resistencia a padecer depresión y propensión al suicidio.
- Menor riesgo de padecer cáncer.
- Mayor actividad sexual.
- Mejor estado de ánimo.
- Más agilidad mental.

Tal y como explica el doctor Palma, vicepresidente de la fundación española del corazón, «una dieta baja en grasas no solamente entristece su ánimo y aumenta su mal humor, sino que le produce una continua sensación de hambre que lo llevará a ingerir indebidamente los perniciosos hidratos de carbono: los auténticos enemigos de su salud metabólica y cardiovascular».

La figura de la página siguiente parece que le da la razón, pues, como se puede ver, en los países con un consumo más elevado de grasa saturada hay una menor incidencia de enfermedades cardiovasculares entre su población: Francia, Suiza, Islandia, Finlandia, Austria y Noruega, entre otros. En cambio, países como Azerbaiyán, Ucrania, Georgia y Moldavia, con menos consumo de grasas saturadas tienen mayores problemas cardiovasculares.

La «paradoja francesa» es bien conocida desde siempre. Los franceses son grandes consumidores de carnes grasas, quesos y muy aficionados al consumo de mantequilla en sus platos y sus cocciones. Sin embargo, las cifras oficiales relativas a problemas cardiovasculares siempre están por debajo de las de otros países vecinos cuyo consumo de grasas saturadas es menor.

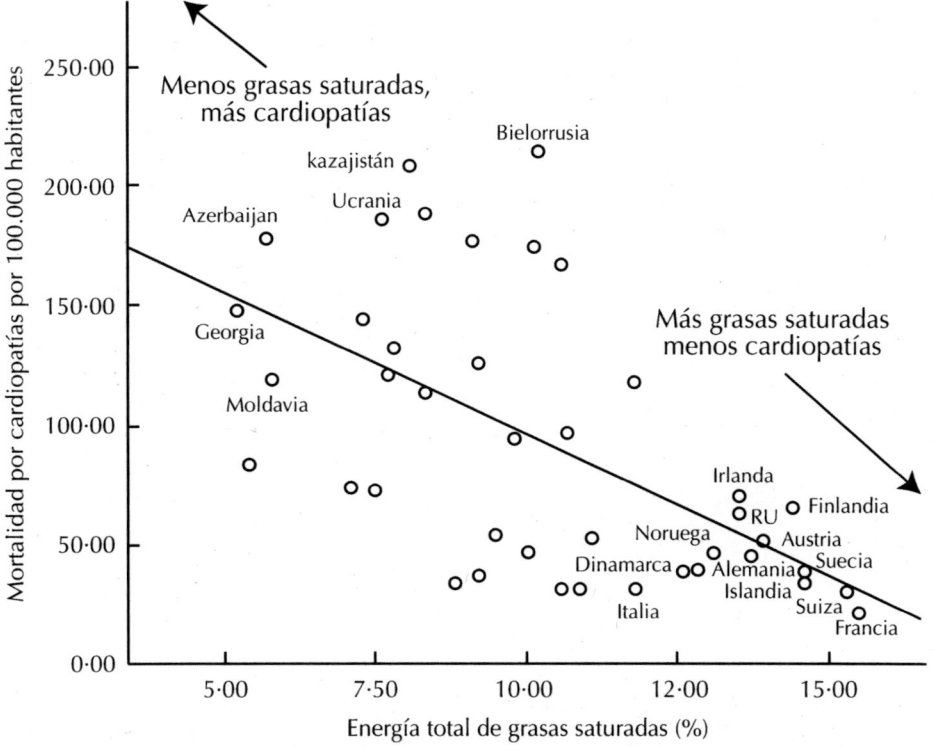

Ingesta de grasas saturadas y mortalidad por cardiopatías en Europa (1998).

Veamos cómo debería estar dividida nuestra ingesta, según las recomendaciones oficiales:

- 12-15 % de proteína.
- 25-35 % de grasa.
- 50-63 % de hidratos de carbono.

De entrada, es muy curioso que estos porcentajes estén tan alejados de los correspondientes a los grandes simios del planeta. Algunos de ellos, como el chimpancé, comparten el 98 % de nuestro código genético. Estos parientes cercanos basan su dieta en plantas silvestres en gran cantidad y variedad, así como frutos secos y semillas, huevos, insectos, brotes tiernos, y flores y frutas cuando es temporada.

Estos animales, en libertad, no comen fruta ni cereales. Es difícil apreciar entre ellos problemas de salud parecidos a los que sufren los hombres modernos en etapas avanzadas de la vida. No tienen problemas de diabetes, hipertensión y mucho menos de colesterol. Y, sin embargo, ingieren a discreción todas las fuentes de grasa que tienen a su alcance: frutos secos, vísceras de otros monos que cazan, semillas y huevos.

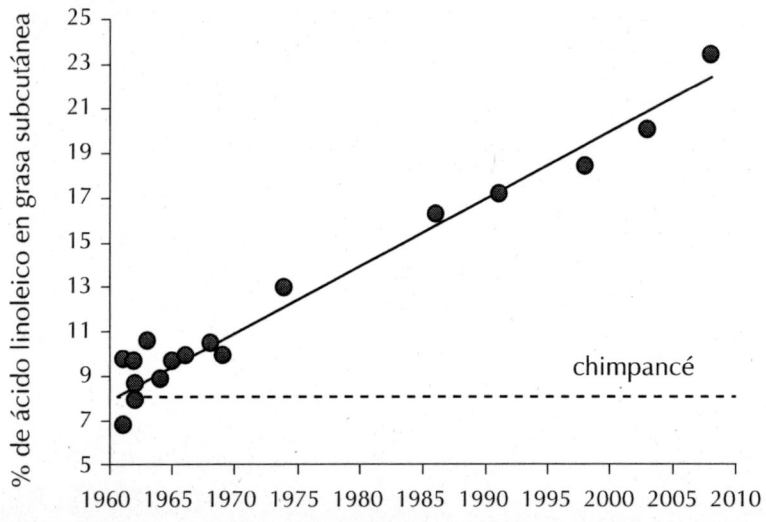

Comparación de W6 en la grasa corporal entre individuos americanos y chimpancés. 1961-2008. www.authoritynutrition.com.

En la figura se pueden observar las diferencias existentes en el contenido de ácido linoleico (W6) en la grasa subcutánea de los ciudadanos norteamericanos y de los chimpancés a lo largo de los últimos 50 años. Mientras que los chimpancés han mantenido constantes los niveles de W6, los norteamericanos, no han hecho otra cosa que aumentarlos ininterrumpidamente, tanto en la dieta como acumulados en sus organismos. Han pasado de tener un 7 % de W6 en la grasa subcutánea en la década de 1960 a casi un 25 % en 2010. Nunca se había llegado a estos niveles en toda la historia. Este tipo de grasa es la que ha sustituido a la grasa que supuestamente afectaba de forma negativa porque elevaba el nivel de colesterol en sangre. Es decir, se ha potenciado el consumo de grasas de semillas y granos en vez de la de procedencia animal.

Los chimpancés, en cambio, no han modificado su dieta, y es evidente que en ellos no han aparecido de forma masiva las enfermedades metabólicas o autoinmunes que padecen los seres humanos. Por otro lado, la fruta que consumen suele ser en forma de bayas, excepto los orangutanes, que tienen a su alcance frutas por doquier durante todo el año.

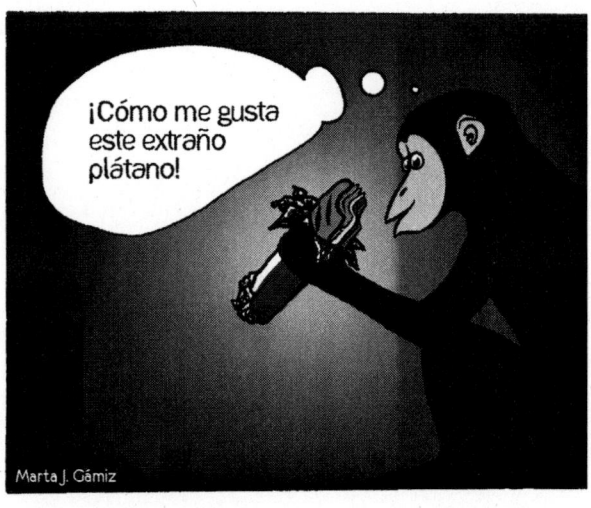

Pero, por si hay dudas respecto a ese 2 % de diferencia genética entre los chimpancés y los seres humanos, podemos fijar de nuevo nuestra atención en las tribus actuales de cazadores-recolectores. Tampoco ellos llegan ni en sueños a los niveles de hidratos de carbono del consumo actual de la población occidental moderna ni, por otra parte, tampoco conocen las enfermedades que padecemos en occidente. Me estoy refiriendo a tribus como efe, kung o hadza de África o a los nunamuit o los esquimos de Alaska y Greenland, respectivamente (22).

Estas tribus potencian el consumo de las partes más nutritivas de sus capturas o recolecciones, es decir, vísceras, tuétanos y grasas de los animales y semillas o frutos con grasa, aunque estos en menor cantidad que las grasas de origen animal.

Si calculáramos una media aproximada de la distribución de la dieta de las diferentes tribus de cazadores-recolectores obtendríamos los siguientes valores:

- Proteínas 20 %.
- Hidratos 20 %.
- Grasas 60 %.

Podemos constatar que son porcentajes muy diferentes de los que nos recomiendan desde los organismos oficiales. La cantidad de grasa se dobla en estas poblaciones y los hidratos se reducen entre un 30-50 %, mientras que las proteínas sufren un discreto aumento del 5 %.

Entonces ¿cómo se llega a estos porcentajes en las recomendaciones oficiales tan generalizadas?

Para responder a esta pregunta debemos interpretar que las proteínas son cuantificadas de forma aproximada sobre la base de estudios que determinan que el límite para no sufrir daño renal, dependiendo de si haces ejercicio o no, se sitúa entre 0,8 y 2,5 gramos/día.

El porcentaje de carbohidratos se estima a partir de los datos aportados por Ancel Keys y el de grasa se calcula a partir de los estudios observacionales, pero resulta que no hay estudios clínicos. De hecho, el *British Medical Journal*, concluyó en una revisión de finales de la década de 1970 y principios de la de 1980 (11), que las recomendaciones nutricionales que se habían realizado para la población carecían de evidencia basada en ensayos clínicos, es decir, que se habían realizado casi por inspiración divina. Y esas recomendaciones han variado poco o nada hasta nuestros días.

Interpretación errónea de los niveles de colesterol en las bioquímicas

Un error habitual es interpretar el riesgo cardiovascular a partir de la cantidad del colesterol total en los resultados de una analítica simple. El colesterol total no sirve para predecir el riesgo de ninguna manera. En todo caso, es una manera muy simplista y nada acertada que produce miedo en el paciente y desacredita al profesional que lo malinterpreta.

Si tenemos en cuenta las diferentes fórmulas de cálculo de riesgo cardiovascular podremos ver de forma más realista (aunque no precisa) el riesgo real, o al menos tendremos la justificación para realizar un estudio más profundo.

Por otro lado, a medida que cumplimos años los niveles de colesterol total pueden ser (y son) más elevados, de modo que pueden aproximarse a los 300mg/dL sin ningún tipo de riesgo asociado. De hecho, al envejecer es mejor tener colesterol elevado ya que nos confiere más protección ante infecciones oportunistas (IO) y depresión, entre otros.

Es mucho más peligroso tener niveles de HDL bajos que el colesterol total alto. Un HDL debería superar siempre los 60mg/dL ya que ayuda a limpiar las arterias de colesterol.

Fórmulas de valoración del riesgo cardiovascular

1. Colesterol Total restado del colesterol HDL (HDL/Colesterol). Se trata de una aproximación sencilla que debe dar un resultado inferior a 200mg/dL.
2. Colesterol total dividido por el colesterol HDL. En mujeres da un resultado de entre 3 y 4mg/dL, y en hombres entre 3,5 y 4,5 mg/dL. Esta fórmula es más precisa.
3. Colesterol LDL dividido por el HDL (LDL/HDL). El resultado adecuado debe ser inferior a 3,5mg/dL. Esta fórmula no tiene en cuenta que el LDL se compone de dos microproteínas diferentes que modifican el riesgo cardiovascular según los niveles de cada una (pierde valor).
4. Triglicéridos dividido entre el HDL (Triglicéridos/HDL). El resultado ideal debe ser inferior a 2mg/dL.

Pero todas estas fórmulas estarán basadas en una analítica de sangre que se debe interpretar como una foto concreta del momento y el día realizada. En un estudio que evaluó los cambios en pacientes durante cuatro semanas, se obtuvieron variaciones de hasta el 20% en los colesteroles totales, LDL y HDL. Aún más, el riesgo cardiovascular varió en el 40% de los participantes, y un 10% de los estudiados subió hasta dos categorías en el índice de riesgo cardiovascular.

Estos datos deben hacernos reflexionar sobre la premura y precipitación que se suele dar en la atención primaria para medicalizar a los pacientes, en vez de hacerles un seguimiento y un repaso de la epigenética o «modus vivendi», o de valorar otros indicadores que nos pueden ayudar a determinar mejor el verdadero riesgo cardiovascular que padecen.

OTROS INDICADORES para determinar el riesgo cardiovascular

- ACTIVIDAD PLAQUETARIA
- HIPERTENSIÓN
- DESHIDROGENASA LÁCTICA (LHD2)
- PCR (PROTEÍNA c REACTIVA), indicadora de inflamación
- INTERLEUQUINAS inflamatorias (IL-6) Y TNF-alfa
- HOMOCISTEÍNA
- NIVELES DE VITAMINA D

- TSH entre 2,5 mUI/L y 4,0 mUI/L: mayor riesgo de hipercolesterolemia
- TSH mayor que 4,0 mUI/L: riesgo elevado de afectaciones cardíacas
- Fibrinógeno
- Moléculas de adhesión sICAM-1, VICAM-1. Muy pegajosas en las paredes arteriales
- Cortisol. Tenerlo elevado se traduce en inflamación
- Lp(A), Apo-A, Apo-B.

A estos tres del último punto debemos prestarles especial atención. Vamos a verlos más de cerca.

Apo B y apo A y LPA

Las apolipoproteínas B y A están en el interior del colesterol LDL y son vitales para hacer llegar el colesterol a nuestras células para su correcto mantenimiento y funcionamiento, pero en cantidades excesivas pueden producir problemas. Pero ojo, solo la Apo-B (o Apo-B 100) se relaciona con ateroesclerosis y, por ende, con infarto agudo de miocardio.

Por el contrario, la Apo-A se relaciona con el HDL y no constituye ningún riesgo cardiovascular, por esta razón no se debe ni se puede determinar riesgo cardiovascular sin pedir (además del LDL) estas dos apolipoproteínas, ya que si tenemos LDL alto con Apo-B bajas y Apo-A altas no hay riesgo cardiovascular.

El cociente Apo B/Apo A-I es también de gran valor para la detección de riesgo aterogénico, y en la actualidad hay suficientes evidencias que demuestran que es superior a la relación CT/cHDL y el LDL/HDL en la estimación del riesgo vascular.

Este cociente Apo B/Apo A debe estar entre 0,4 y 0,7 mg/dL en los hombres y entre 0,3 y 0,6 mg/dL en las mujeres.

Para mejorar el nivel de Apo-B, sigue siendo útil el hexanicotinato de inositol (Vitamina B3) en las dosis que veremos en los siguientes párrafos.

Existe una partícula derivada del colesterol que puede echar por tierra todas las analíticas que determinen los valores anteriores y que afecta al 20% de la población europea. Se trata de la llamada lipoproteina A (LpA), que sí debe ser cosiderada como indicador de riesgo cardiovascular (se hereda en el 90% de los casos y afecta aproximadamente 148 millones de europeos y 170 millones de americanos).

Muchos pacientes pueden tener niveles adecuados de sus lípidos en sangre: HDL, LDL, colesterol total y triglicéridos, pero no estar a salvo del riesgo cardiovascular debido a los niveles altos de Lipoproteína A.

Un nivel elevado de LpA es un factor de riesgo fuerte, causal e independiente de enfermedad cardiovascular a través de múltiples mecanismos: facilita la formación de ateromas, favorece la aparición de trombos y es altamente proinflamatorio.

Las concentraciones elevadas de LpA se han relacionado sistemáticamente con un mayor riesgo de enfermedad cardiovascular isquémica, estenosis de la válvula aórtica e insuficiencia cardíaca.

Las probabilidades de tener problemas por LpA elevada, aumentan cuando se detectan niveles en sangre por encima de 50mg/dL. Aunque en pequeños estudios se ha relacionado índices de LpA superiores a 30 mg/dL con un aumento de 3,9 veces en el riesgo de problemas arteriales en extremidades inferiores de forma prematura.

En la siguiente tabla se observa la población a nivel mundial evaluada, que presenta una concentración plasmática de lipoproteína(a) >50 mg/dL o >125 nmol/L, es decir población en riesgo.

Área Mundial	Prevalencia (%)	Predominio
Asia/China	10%	261 millones
América Latina	13%	97 millones
Europa	20%	148 millones
Australia	20%	8 millones
América del Norte	20%	73 millones
Asia del Sur	25%	469 millones
África	30%	376 millones
Global	10 a 30%	1432 millones

https://www.ncbi.nlm.nih.gov/pmc/articles/PMC10531345/
table/ijerph-20-06721-t001/?report=objectonly

Para reducir los niveles de LpA no sirven las estatatinas, ya que incluso suelen provocar el efecto contrario . El medicamento más exitoso a la hora de reducir la LpA es evacetrapib, ya que ha conseguido reducciones de hasta en un 40%.

La niacina o vitamina B3 en forma de ácido nicotínico puede reducir también los niveles de LpA hasta un 40%, el problema es que en este formato de vitamina B3 produce efectos secundarios adversos. La manera de aprovechar los beneficios de la niacina (B3) es tomarla en forma de hexanico-tinato de inositol, una forma de vitamina que no produce efectos secundarios, que aumenta el colesterol HDL un 30% y reduce la LpA entre el 38 y el 40%.

Una buena dosis sería entre 1500 y 3000 mg de inositol/día, resultantes de la ingesta de hexanicotinato de inositol. Una dosis diaria no representaría un problema de seguridad, aunque siempre se debe estar supervisado por un especialista en medicina integrativa.

Pero la dieta para reducir LpA es necesaria para acabar de mejorar el riesgo cardiovascular y los derrames cerebrales. El ácido vaccénico presente en la grasa de las carnes rojas, la piel de pollo, pavo o pato y los lácteos es un problema para estos casos.

Las dietas ovo-lacteo-vegetarianas tampoco son suficientemente potentes para reducir la LpA. De hecho, la única dieta que es capaz de reducirla hasta un 16% es una dieta vegana, casi crudivegana, tal y como se vio en un estudio que duró cuatro semanas. En dicho estudio se permitió el consumo de frutas, verduras, semillas y aguacate crudos. También se permitieron pequeñas cantidades de trigo sarraceno y avena crudos o germinados como base de la alimentación. La buena noticia es que se observaron resultados similares en una dieta de tres semanas de duración a la que se le incorporó aceite de oliva extra virgen, quinoa, trigo sarraceno y soja fermentada (o quesos veganos), setas y un poco de pescado blanco.

Se debe tener en cuenta que nunca será lo mismo tener niveles de LpA elevados en un contexto inflamatorio con indicadores desregulados como la homocisteína, la PCR o la lactato deshidrogenasa y un estilo de vida poco saludable, durmiendo poco y gestionando mal el estrés, que tener la LpA elevada sin ninguna otra alteración bioquímica y con un estilo de vida saludable. Esto es algo la medicina ortodoxa no entiende, ya que funciona con protocolos que no entienden cómo ajustar o personalizar los tratamientos.

Te recomiendo que añadas bisglicinato de magnesio para ayudar al descanso y la gestión del estrés. Con 600 mg diarios es suficiente. Para tener tus arterias con un colágeno adecuado y evitar que se acumule calcio en tus arterias, añade suplementación de vitamina C: 4000 mg al día (si te produce molestias digestivas, tómalo en forma de ascorbato de calcio).

Tomar tandas de suplementos de vitaminas B (B6, B9 y B12) evitará que tu homocisteína se descontrole y afecte a tu salud arterial. Si tus niveles de vitaminas B no suben a pesar de suplementarte, es posible que necesites vitaminas en una forma metilada para poderlas aprovechar bien.

Procura tener un buen estilo de vida, potencia siempre el pescado antes que carnes o lácteos, prioriza el aceite de oliva extravirgen por encima de cualquier otra grasa para cocinar o aliñar, reduce la inflamación de tu organismo, toma hexanicotinato de inositol, haz deporte y descansa lo mejor posible para tener los valores lipídicos en rango. Si a todo esto le sumas una dieta vegana de tres a cuatro semanas de duración en cada estación del año, podrás controlar el riesgo cardiovascular. Haz un seguimiento de tus valores lipídicos al menos un par de veces al año, y evalúa los resultados con tu especialista en medicina preventiva e integrativa.

BIBLIOGRAFÍA:

■ Aguilar F.; U.R. Charrondiere; B. Dusemund; P. Galtier; J. Gilbert; D.M. Gott; S. Grilli; R. Guertler; G.E.N. Kass; J. Koenig; C. Lambré; J-C. Larsen; J-C. Leblanc; A. Mortensen; D. Parent-Massin; I. Pratt; I.M.C.M. Rietjens; I. Stankovic; P. Tobback; T. Verguieva; R.A. Woutersen. *Inositol hexanicotinate (inositol hexaniacinate) as a source of niacin (vitamin B3) added for nutritional purposes in food supplements* / .. - In: EFSA JOURNAL. - ISSN 1831-4732. - ELETTRONICO. - 949:(2008), pp. 1-20.

■ *Chicken, raw, skin (thigh or drumstick).* Nutrition Value (acccessed December 2023). https://www.nutritionvalue.org/Chicken%2C_raw%2C_ skin_%28drumsticks_and_thighs%29_nutritional_value.html

■ *Chicken, raw, meat, boneless, skinless, breast, broilers or fryers.* (Acccessed December 2023). https://www.nutritionvalue.org/Chicken%2C_ raw%2C_meat_only%2C_boneless%2C_skinless%2C_breast%2C_ broiler_or_fryers_nutritional_value.html

■ Chung MK, Eckhardt LL, Chen LY, Ahmed HM, Gopinathannair R, Joglar JA, Noseworthy PA, Pack QR, Sanders P, Trulock KM; American Heart Association. *Electrocardiography and Arrhythmias Committee and Exercise, Cardiac Rehabilitation, and Secondary Prevention Committee of the Council on Clinical Cardiology; Council on Arteriosclerosis, Thrombosis and Vascular Biology; Council on Cardiovascular and Stroke Nursing; and Council on Lifestyle and Cardiometabolic -Health. Lifestyle and Risk Factor Modification for Reduction of Atrial Fibrillation: A Scientific Statement From the American Heart Association.* Circulation. 2020 Apr 21;141(16): e750-e772. doi: 10.1161/CIR.0000000000000748. Epub 2020 Mar 9. PMID: 32148086.

- *Clínica e Investigación en Arteriosclerosis.* Volumen 35, Número 2, marzo-abril de 2023 , páginas 91-100. https://doi.org/10.1016/j.arteri.2022.10.002.

- *Consumption of a defined, plant-based diet reduces lipoprotein(a), inflammation, and other atherogenic lipoproteins and particles within 4 weeks.* Najjar et al. Clinical Cardiology. (2018) 10.1002/clc.23027.

- *Effects of a lacto-ovo vegetarian diet on serum concentrations of cholesterol, triglyceride, HDL-C, HDL2-C, HDL3-C, apoprotein-B, and Lp(a).* Masarei et al. American Journal of Clinical Nutrition. (1984). 10.1093/ajcn/40.3.468.

- Elliott PS, Kharaty SS, Phillips CM. *Plant-based diets and lipid, lipoprotein, and inflammation biomarkers of cardiovascular disease: a review of observational and interventional studies.* Nutrients. 2022; 14(24): 5371. https://doi.org/10.3390/nu14245371.

- Gross MD, Bielinski SJ, Suárez-López JR, Reiner AP, Bailey K, Thyagarajan B, Carr JJ, Duprez DA, Jacobs DR Jr. *Circulating soluble intercellular adhesion molecule 1 and subclinical atherosclerosis: the Coronary Artery Risk Development in Young Adults Study.* Clin Chem. 2012 Feb;58(2):411-20. doi: 10.1373/clinchem.2011.168559. Epub 2011 Dec 16. PMID: 22179741; PMCID: PMC3867124.

- https://www.researchgate.net/publication/239491096/figure/tbl1/AS:669015 114518530@1536517041269/Risk-of-MI-in-terms-of-increased-apo-B-apo-A-I-ratios.png. DOI: 10.1590/S0066-782X2007000600014.

- Maruyama K, S Eshak E, Kinuta M, Nagao M, Cui R, Imano H, Ohira T, Iso H. *Association between vitamin B group supplementation with changes in % flow-mediated dilatation and plasma homocysteine levels: a randomized controlled trial.* J Clin Biochem Nutr. 2019 May;64(3):243-249. doi: 10.3164/jcbn.17-56. Epub 2019 Mar 7. PMID: 31138959; PMCID: PMC6529698.

- Mogadam M, Ahmed SW, Mensch AH, Godwin ID. *Within-Person Fluctuations of Serum Cholesterol and Lipoproteins.* Arch Intern Med. 1990;150(8):1645-1648. doi:10.1001/archinte.1990.00040031645011.

- Puig N, Camps-Renom P, Camacho M, Aguilera-Simón A, Jiménez-Altayó F, Fernández-León A, Marín R, Martí-Fàbregas J, Sánchez-Quesada JL, Jiménez-Xarrié E, Benitez S. *Plasma sICAM-1 as a Biomarker of Carotid Plaque Inflammation in Patients with a Recent Ischemic Stroke*. Transl Stroke Res. 2022 Oct;13(5):745-756. doi: 10.1007/s12975-022-01002-x. Epub 2022 Mar 2. PMID: 35237947; PMCID: PMC9391243.

- *Restaurant Sirloin Steak, Family Style*. Nutrition Value (acccessed December 2023). https://www.nutritionvalue.org/Restaurant%2C_sirloin_steak%2C_family_style_nutritional_value.html

- Simon JA, Maureen A. Murtaugh, Myron D. Gross, Catherine M. Loria, Stephen B. Hulley, David R. Jacobs, *Relation of Ascorbic Acid to Coronary Artery Calcium: The Coronary Artery Risk Development in Young Adults Study*, American Journal of Epidemiology, Volume 159, Issue 6, 15 March 2004, Pages 581–588, https://doi.org/10.1093/aje/kwh079.

- Tabrizi R, Ostadmohammadi V, Lankarani KB, Peymani P, Akbari M, Kolahdooz F, Asemi Z. *The effects of inositol supplementation on lipid profiles among patients with metabolic diseases: a systematic review and meta-analysis of randomized controlled trials*. Lipids Health Dis. 2018 May 24;17(1):123. doi: 10.1186/s12944-018-0779-4. PMID: 29793496; PMCID: PMC5968598.

- *Vaccenic acid and trans fatty acid isomers from partially hydrogenated oil both adversely affect LDL cholesterol: a double-blind, randomized controlled trial*. Gebauer et al. American Journal of Clinical Nutrition. (2015). 10.3945/ajcn.115.116129.

- *Whole Milk*. Nutrition Value. (acccessed December 2023). https://www.nutritionvalue.org/Whole_milk_735370_nutritional_value.html.

7

¿EN QUÉ ALIMENTOS ENCONTRAMOS GRASAS BUENAS?

Almendras. Aportan energía y también ayudan a construir músculo. Debes consumirlas tostadas al sol o salteadas en la sartén. Deshidrátalas en deshidratadora o remójalas con unas gotas de limón o vinagre durante un par de horas antes de consumirlas, para reducir las sustancias antinutrientes como los fitatos, que disminuirían la absorción de minerales como el hierro, el zinc, el magnesio o el calcio e irritarían la mucosa intestinal. En un estudio realizado en 2004 se sometió a un grupo de personas obesas y a pacientes con síndrome metabólico a ingerir almendras como parte de una dieta baja en calorías, y se sometió a otro grupo de las mismas características a ingerir carbohidratos. Los miembros del grupo que ingirieron almendras, mostraron una mayor pérdida de peso y un mejor índice de masa corporal.

Ingerir 30 gramos de almendras en el contexto de una dieta estándar, reducirá en un 28 % la probabilidad de sufrir un ataque al corazón y un derrame cerebral, en un 13 % de padecer diabetes y en un 26 % de padecer síndrome metabólico.

Come todos los días un puñado de almendras: solas, en las ensaladas o conviértelas en paté.

Avellanas. Son un excelente aperitivo para picar entre horas, con el que te sentirás más lleno hasta tu próxima comida completa. Se deben consumir igual que las almendras para que podamos aprovechar todas sus virtudes, sin que nos hagan daño. Contienen más del 60 % en forma de grasas, entre las que predomina el ácido oleico (W9), y un 13 % en forma de proteínas. Además, obtenemos casi 3 gramos de fibra en cada ración de 30 gramos.

Utilízalas para preparar la versión saludable de tu crema de chocolate preferida.

Nueces de Macadamia. Cómelas sin sal y evita comerlas crudas o sin remojar. Si no te gustan como quedan después de remojadas, haz un paté con ellas. Tritúralas, y añade especias y un poco de sal marina.

El 80 % de su peso es grasa monoinsaturada, concretamente, ácido oleico (W9). También contienen ácido palmitoleico (W7), que es un tipo de grasa presente en nuestra propia grasa y en nuestro hígado. Se obtiene a partir del ácido palmítico y parece que actúa de protector frente a síndrome metabólico, obesidad o diabetes.

Pacanas. Estas nueces son una excelente opción porque normalmente no se les añaden azúcares, sal o aceite que algunas marcas agregan en sus frutos secos.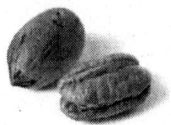

Piñones. Contienen un montón de minerales que el organismo necesita, como el magnesio y el hierro. Los puedes tomar como aperitivo, pero también puedes preparar una ensalada y añadirlos como guarnición, «espolvorearlos» por encima de las carnes o hacer una salsa pesto e incorporarla a verduras asadas. Tienen alrededor del 50 % de contenido graso, de los que un 21 % son ácidos grasos poliinsaturados, con los W3 y W6 en unas proporciones correctas.

Semillas de calabaza. Son ricas en minerales (manganeso, selenio, cobre y zinc) y reconocidas como una de las semillas más saludables. Ayudan a dormir, a promover la salud del corazón y a estabilizar los niveles de glucosa en la sangre para mantener un peso saludable. El 35 % de su peso son grasas, la mayoría de ellas en forma de ácido oleico. Poseen un principio activo, la curcubitacina, que es eficaz para trastornos digestivos y la salud prostática.

Nueces. Tienen un elevado contenido en magnesio, fibra, hierro y vitamina B6. La vitamina B6 es conocida por aportar una sensación de plena energía. La nuez es la reina de los frutos secos por su contenido en antioxidantes, como el morin flavonol, capaz de eliminar los radicales libres, o en catequinas que protegen al corazón.

Además, las nueces son ricas en minerales como el cobre, que ayuda a mantener la salud ósea y a tener un sistema inmune mejor preparado, el manganeso y el fósforo, además de en vitamina E en forma de gamma-tocoferol. Parece que también aporta melatonina, antioxidante que protege al corazón.

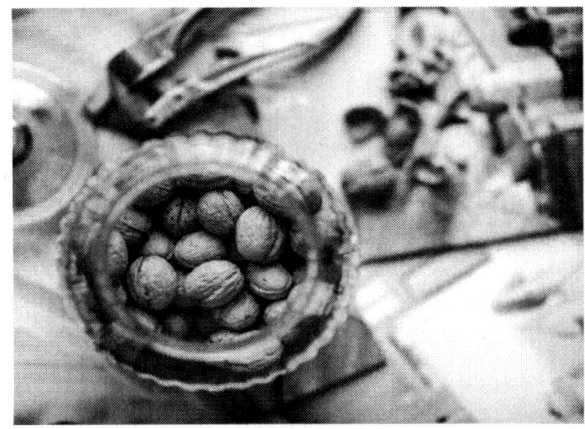

Los beneficios de las nueces son de sobra conocidos:

- Reducen el colesterol LDL.
- Reducen la inflamación.
- Reducen la posibilidad de que se produzcan placas de ateroma en las arterias.
- Previenen el cáncer gracias a compuestos como fitoesteroles, gamma-tocoferoles, ácidos grasos W3 ácido elágico y polifenoles.
- Mejoran la capacidad mental y la memoria en la enfermedad de Alzheimer, según se ha constatado en estudios con ratas.

Semillas de lino. Sus principales virtudes son la regulación del tránsito intestinal y un gran poder antiinflamatorio por su contenido en ácido omega 3. Hay estudios que apuntan que el aceite de las semillas de lino es una herramienta útil contra el cáncer.

Si las dejas toda la noche con agua y bebes el líquido en ayunas la mañana siguiente, reducirás el estreñimiento. Para equilibrar el tránsito intestinal, solo hace falta rayarlas y espolvorearlas encima de ensaladas, verduras, carnes y pescados. Se deben de guardar en el congelador para evitar la oxidación de los ácidos grasos.

Semillas de cáñamo. Proporción casi perfecta de ácido linolénico/ácido linoleico (1/3). Tiene un elevado contenido en grasas omega 3 y 25 gramos de proteína por cada 100 gramos. Puedes enriquecer tus ensaladas y platos de verduras con estas semillas, que deben guardarse en el congelador para evitar que se oxiden los ácidos grasos.

Semillas de chía. Regulan la glucemia debido a la fibra que contienen. Tienen una buena combinación de fibra soluble/insoluble. Proporcionan una gran sensación de saciedad, pues se hinchan en el estómago al beber agua y reducen el apetito. Son una gran fuente de grasas W3 y no es necesario molerlas para poder sacar partido a sus antioxidantes, proteínas y grasas.

Además de ser una buena fuente de proteína vegetal –el 19 % de su peso está compuesto por proteínas– es un alimento fundamental para las bacterias intestinales.

Deben de guardarse en el congelador. El 75 % de sus grasas son ácidos grasos W3 y tan solo el 20 % son ácidos grasos W6, lo que las convierte en un alimento muy especial que nos puede ayudar a tener ratios W3/W6 mucho más saludables. Lástima que sus ácidos grasos no sean tan aprovechables como los del pescado.

Además aportan minerales como manganeso, cobre, hierro, selenio, magnesio, calcio y fósforo.

Sus antioxidantes son muy interesantes:

- **Ácido clorogénico:** ayuda a regular la presión arterial.
- **Ácido caféico:** ayuda a combatir la inflamación.
- **Quercetina:** ayuda a luchar contra las alergias respiratorias y los problemas de corazón, reduce la posibilidad de padecer osteoporosis y determinados tipos de cáncer.
- **Kamferol:** ayuda en la prevención de cáncer. Lo encontramos también en otras hierbas y plantas muy saludables como el brócoli, la tila, el própolis, el ginkgo biloba, la col kale o los arándanos. También se le atribuyen propiedades como neuroprotector, antialérgico, ansiolítico, analgésico y regulador de estrógenos.

2 cucharas soperas de chía, equivalen al 29 % de la fibra que debe de consumir un hombre y el 44 % de la que debería consumir una mujer.

Recuerda que hay que remojar todos estos alimentos (frutos secos y semillas) y comerlos sin piel si quieres aprovechar todos sus nutrientes. Con 6 horas de remojo será suficiente. Después los puedes incorporar en batidos o bien deshidratarlos para que recuperen su textura crujiente.

Huevos. Los huevos son uno de los alimentos más perjudicados por las informaciones que nos han transmitido en los últimos tiempos. Los huevos mejoran la inteligencia o el cociente intelectual, especialmente en los niños. Según varios estudios realizados, sustituir el clásico desayuno rico en cereales por huevos mejora la práctica académica de forma notable (Liu J, Wu L, Um P, Wang J, Kral TVE, Hanlon A, Shi Z. *Breakfast Consumption Habits at Age 6 and Cognitive Ability at Age 12: A Longitudinal Cohort Study*. Nutrients. 2021 Jun 17;13(6):2080. doi: 10.3390/nu13062080. PMID: 34204553; PMCID: PMC8234310).

Nos advertían que si consumíamos más de tres o cuatro huevos a la semana podíamos caer fulminado por un encharcamiento de colesterol que nos colapsaría el corazón. Nada más lejos de la realidad. *The Epoch Times* afirmó que en un estudio publicado en el *American Journal of Clinical Nutrition* se concluía que los pacientes que consumieron 12 huevos a la semana no mostraron diferencias en sus valores de grasas en sangre (colesterol triglicéridos, LDL y HDL), aunque se trataba de personas con obesidad, sobrepeso o diabetes tipo 2. Comer huevos de gallinas criadas en libertad reduce los niveles de triglicéridos.

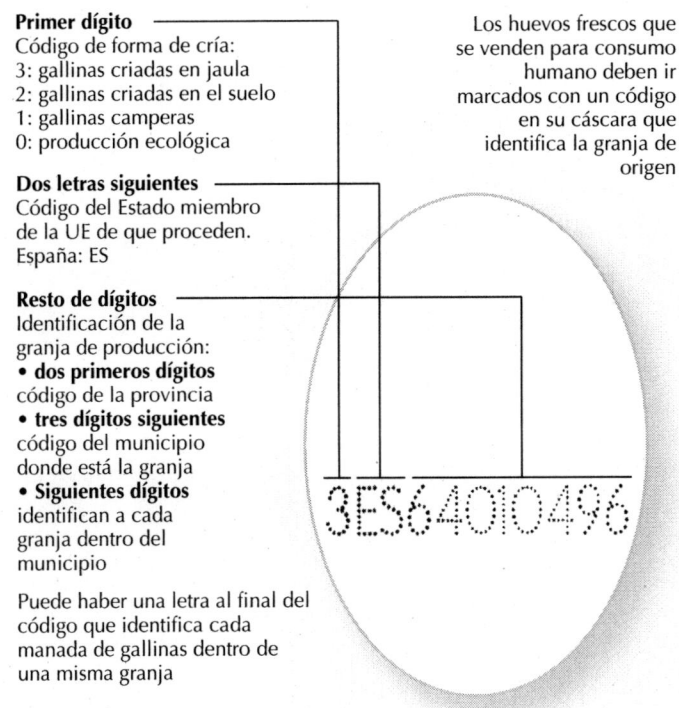

Primer dígito
Código de forma de cría:
3: gallinas criadas en jaula
2: gallinas criadas en el suelo
1: gallinas camperas
0: producción ecológica

Dos letras siguientes
Código del Estado miembro de la UE de que proceden.
España: ES

Resto de dígitos
Identificación de la granja de producción:
• **dos primeros dígitos** código de la provincia
• **tres dígitos siguientes** código del municipio donde está la granja
• **Siguientes dígitos** identifican a cada granja dentro del municipio

Puede haber una letra al final del código que identifica cada manada de gallinas dentro de una misma granja

Los huevos frescos que se venden para consumo humano deben ir marcados con un código en su cáscara que identifica la granja de origen

El código de los huevos. www.abc.es

Tengo distintos tipos de pacientes en mi consulta (desde enfermos con diversas patologías a deportistas), cuyas analíticas no han mostrado ningún cambio negativo tras consumir 3 huevos diarios, excepto que en bastantes casos el colesterol HDL («bueno»), se ha incrementado.

Esto puede ser debido a la buena calidad de los huevos que yo les recomiendo tomar: huevos de gallinas criadas en libertad, con una alimentación basada en hierbas, insectos y el complemento del cereal ecológico.

Como se puede observar en la imagen de la página anterior, el primer dígito del código que llevan impreso nos dirá si los huevos son de calidad ecológica (número 0), de gallinas camperas (número 1) o los nada aconsejables huevos de gallinas criadas en el suelo o en jaula (números 2 y 3). El huevo es una gran fuente de colina –alrededor de 200 gramos por huevo–, así como de otras vitaminas y oxidantes que se encuentran en la yema. Sus niveles suelen ser bajos en las dietas de personas adultas, no así en las de los niños. No comer huevos de forma generosa es renunciar a un alimento bueno, bonito y barato.

Es muy importante no cocer la yema, pues entonces reducimos a la mitad los antioxidantes que tiene el huevo. Me estoy refiriendo a la luteína y la astaxantina, dos antioxidantes que reducen el deterioro macular y el riesgo de padecer cataratas. Según un estudio publicado en 1999, consumir 1,3 huevos al día, aumentaba los niveles de estos dos antioxidantes en sangre, en un 50 % y un 142 %, respectivamente.

En cambio, la clara debe de cocerse si queremos aprovechar sus proteínas al máximo. Comer huevos crudos reduce la absorción en un 50 % y además disminuye la disponibilidad de la biotina o vitamina B7, que es importante para controlar los niveles de azúcar y la obesidad. Esto se debe a la avidina, una proteína que impide que se absorban los nutrientes del huevo, convirtiéndolo en un mero laxante. La avidina, se inactiva con el calor o con un batido enérgico en un vaso triturador o batidora.

Sin embargo, cocinar demasiado el huevo puede reducir su contenido vitamínico, además del de los antioxidantes anteriormente mencionados, luteína y astaxantina. Según un estudio, cocer los huevos en el horno durante 40 minutos reduce el contenido de vitamina D en un 61 %, y fritos o hervidos en su punto, disminuyen en un 18 % su contenido en vitamina D. Cocinar los huevos a altas temperaturas, además de ocasionar una mayor pérdida de nutrientes, produce unos compuestos llamados oxisteroles que una vez se han introducido en el torrente sanguíneo son responsables de originar problemas cardíacos, además de otras alteraciones serias, tal y como se puede observar en la tabla de la página siguiente.

• Inhibición de la síntesis celular de colesterol.	• Alteración de la homeostásis de calcio.
• Cambio en la fluidez de las membranas.	• Inducción de la agregación de la trombina.
• Inducción de apoptosis.	• Posiblemente son mutagénicos.
• Inhibición de la síntesis de DNA.	• Serían más aterogénicos que el colesterol.

Efectos biológicos de los oxisteroles. www.scielo.com.

En la tabla se pueden ver las graves consecuencias de los oxisteroles al cocinar los huevos demasiado tiempo o a temperaturas muy elevadas. Reducen la síntesis interna de colesterol y con ello la consiguiente protección a nuestras neuronas. Asimismo, inducen apoptosis o aceleración de la muerte de las células del organismo antes de tiempo.

El cambio de fluidez en las membranas impide que haya una correcta comunicación entre el interior y el exterior de las células, lo que comporta una disminución de la entrada de nutrientes y de la salida de restos metabólicos, lo que da lugar a lo que se conoce como ensuciamiento celular. Cuando se llega a una situación en la que se ha ensuciado el interior de las células, contraer una enfermedad es coser y cantar.

Con el calcio, sucedería algo parecido. Los oxiesteroles bloquean su entrada en las células u otras partes del cuerpo donde es necesario, por ejemplo, en los músculos para el proceso de contracción o en los huesos para el proceso de remineralización. También impiden la duplicación de ADN, fundamental para numerosos procesos vitales de nuestro organismo, y aumentan la capacidad de producir auténticos tapones en las arterias y el corazón, alterando la trombina –que formaría tapones de fibrina– y su capacidad de producir sedimentos en nuestras arterias. Evitaremos todos estos procesos si consumimos los huevos sin haberlos cocinado en exceso.

Y, por último, los oxiesteroles tienen la capacidad de alterar o inactivar el ADN, lo que implica una mayor probabilidad de desarrollar enfermedades degenerativas y cancerígenas.

Aceitunas. Las aceitunas son ricas en grasas monoinsaturadas y vitamina E. Las aceitunas maduras son de color negro y muchas de las verdes aún no están maduras. La principal diferencia entre ambas, como se puede comprobar en la siguiente tabla, es que las negras doblan en cantidad de grasa, a las verdes y además se digieren mejor. Solo un 10 % de las aceitunas llegarán a las tiendas como tales; el 90 % restante será convertido en aceite.

	Aceitunas verdes	Aceitunas negras
Kcal	167	299
Grasas	16,7 g	29,8 g
Calcio	64 mg	61 mg
Magnesio	22 mg	22 mg
Sodio	54 mg	54 mg
Potasio	432 mg	432 mg
Fósforo	17 mg	24 mg

Diferencias nutritivas entre aceitunas verdes y negras. www.vitonica.com

No hay diferencias entre los minerales que podemos encontrar en las aceitunas verdes y en las negras. Casi no tienen carbohidratos, apenas un 4 %. La mayor parte de la aceituna está compuesta de fibra que será aprovechada por nuestra microbiota.

Aportan una buena dosis de hierro y algo de cobre, mineral que es necesario para defendernos de los microorganismos «malos» y para reducir las posibilidades de padecer un problema cardíaco.

Las aceitunas contienen una cantidad alta de sodio, pues este forma parte del proceso de fermentación que permite consumirlas posteriormente. Además de vitamina E, contienen otros antioxidantes como la oleuropeína (véase la ilustración de la página siguiente), que tiene propiedades medicinales importantes como antiinflamatorio, protector dérmico, antiaterogénico, anticanceroso, antimicrobiano, antiviral y antienvejecimiento.

En el proceso de la maduración de la aceituna, la oleuropeina se transforma en otro potente antioxidante: el hidroxitirosol. Otros antioxidantes de las aceitunas son el tirosol, que puede ayudar a prevenir enfermedades del corazón y el ácido oleanólico, regulador de las grasas en la sangre, antiinflamatorio, recuperador de daños en el hígado y es posible que sea de utilidad para tratar la diabetes. También contienen quercetina y polifenol, que mejoran la salud de la mucosa intestinal y los síntomas del asma.

El amargor de la aceituna está directamente relacionado con antioxidantes y sustancias medicinales como la oleuropeína. Cuando fermentan y maduran se reduce el amargor y sus beneficios, sobre todo en las aceitunas negras. No obstante, la fermentación produce un aumento del ácido láctico, que es bueno para evitar contaminaciones microbianas y mejorar el efecto probiótico, al aportar microorganismos saludables.

Cuanto más amargas sean las aceitunas que comas, mucho mejor. Evitad aquellas que tengan glutamato monosódico, porque se trata de un aditivo nada recomendable.

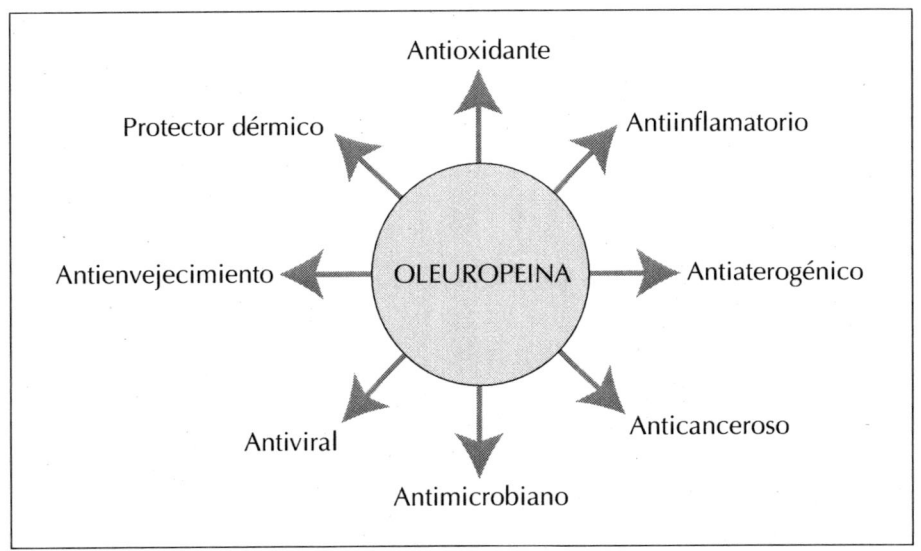

Efectos farmacológicos de la oleuropeína.
http://www.ncbi.nlm.nih.gov/pmc/articles/PMC3002804/.

Varios estudios, apuntan a la posible relación entre consumo de aceitunas, salud ósea y prevención de cáncer, pero aún no hay evidencias sólidas al respecto. Tendremos que esperar…

Aguacate. El aguacate es el fruto más graso que existe. Proviene de Centroamérica y, aunque no lo parezca, está compuesto básicamente de agua, concretamente más del 70 %. Contiene 2 gramos de proteína por cada 100 gramos, lo que para una fruta es una cantidad extraordinaria. También contiene carbohidratos, principalmente fibra alimentaria, ya que solo 0,7 gramos de cada 100 gramos son azúcares. Su contenido en grasa es de 15 gramos por cada 100 gramos, mayoritariamente ácidos grasos monoinsaturados, como los del aceite de oliva. Entre saturados y poliinsaturados, hay mucha igualdad, alrededor de 2 gramos cada 100 gramos cada uno de ellos.

Su carne contiene cinco vitaminas: ácido pantoténico (B5), ácido fólico (B9), vitamina K1, vitamina E y vitamina C. El cobre y el potasio, son los minerales que encontramos en su interior.

Las vitaminas y minerales que contiene representan una parte nada desdeñable de las dosis diarias recomendadas (RDA) por cada 100 gramos de aguacate:

- Vitamina K: 26 %.
- Folatos (ácido fólico): 20 %.
- Vitamina C: 17 %.
- Potasio: 14 %.
- Vitamina B5: 14 %.
- Vitamina B6: 13 %.
- Vitamina E: 10 %.

Los antioxidantes que proporciona el aguacate son persenones y carotenoides, como la luteína y la zeaxantina que mejoran la salud ocular.

Los estudios realizados demuestran que los aguacates aumentan los niveles de HDL en un 11 % y disminuyen los de los triglicéridos y LDL entre un 20-22 %. Asimismo, pueden ser un aliado interesante en la mejora de la artritis, reduciendo la inflamación y promoviendo la regeneración de los condorcitos o células del cartílago.

Mantequilla de pasto. La mantequilla de los animales que pastan libres o casi libres, es un alimento altamente recomendable, ya que aumenta los niveles de ácido linoleico conjugado (CLA), de ácidos grasos W3, de vitaminas liposolubles, de beta-carotenos y de tocoferoles (27).

Algo más del 50 % de su contenido está integrado por ácidos grasos saturados, más del 20 % por monoinsaturados y tan solo un 3 % por poliinsaturados, con una ratio o proporción entre W3/W6 muy buena (1/6). También se encuentra en la mantequilla un tipo de grasas trans de rumiante que no serían nocivas para la salud: el ácido vaccínico y el ácido linolénico conjugado (CLA).

Este último contribuye a la pérdida de peso, aunque aún no hay suficientes evidencias que avalen este beneficio. En estudios realizados en animales se ha demostrado su utilidad en la prevención y tratamiento de determinados tipos de cáncer, como el cáncer de lengua, el colorrectal y el melanoma.

Como era de esperar en un alimento tan sano y con tanta grasa en su contenido, no podía faltar el póker de ases de las vitaminas liposolubles:

- **Vitamina A.** Es la más abundante de las cuatro y con una sola cucharada de mantequilla se supera el 10 % de la dosis diaria recomendada.
- **Vitamina K2** (menaquinona). Como ya se ha mencionado anteriormente, esta forma de vitamina K es muy recomendable para evitar la tan temida osteoporosis.

- **Vitamina E.** El más poderoso de los antioxidantes.
- **Vitamina D.** Una buena dosis de esta «casi hormona» es necesaria para regular la remineralización, la salud hormonal y el sistema inmune.

También encontramos en la mantequilla la vitamina B12 (coballamina), que suele ser deficitaria en veganos y muchos vegetarianos mal nutridos. Por este motivo, si eres vegetariano, consume la mantequilla de forma generosa en tus platos. Si no tienes problemas con la lactosa o las proteínas lácteas no tienes ningún motivo para huir de la mantequilla.

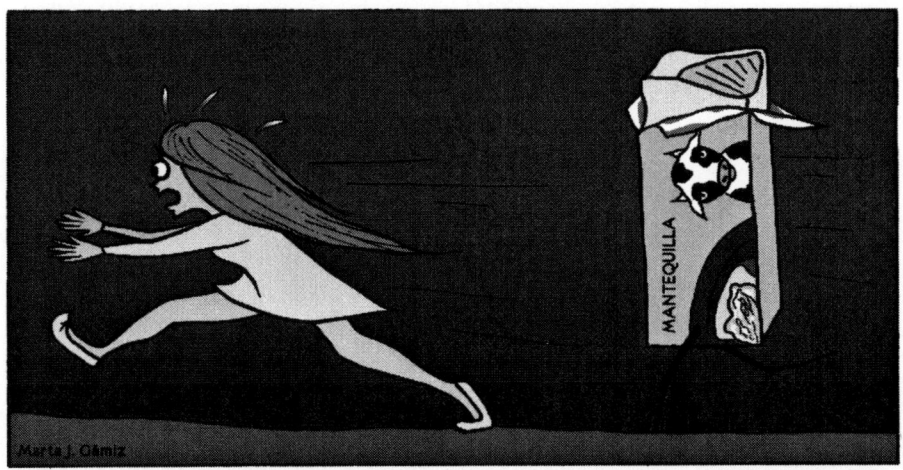

En cuanto a sus beneficios, son los mismos y los habituales de los alimentos con grasas saludables: mejoras en la prevención de enfermedades cardiovasculares y regulación de los perfiles lipídicos, aunque también es cierto que las grasas saturadas de la mantequilla y otros alimentos pueden aumentar los niveles de colesterol LDL (26). No obstante, es un aumento muy discreto y es una partícula de gran tamaño que la convierte en inofensiva. Además, va acompañado de un mayor incremento de colesterol HDL, el cual tiene mucha mayor importancia que el aumento del LDL por lo que respecta a la salud vascular y cardiaca.

En un estudio australiano que se prolongó durante 15 años, se siguió a 177 participantes, de los cuales 61 murieron por enfermedad coronaria y 58 por cáncer. Los resultados no fueron mejores para los que siguieron una dieta con lácteos desgrasados. No se pudo establecer relación entre el consumo de grasa láctea y los problemas cardiovasculares.

Los problemas que puede conllevar la mantequilla son parecidos a los que se tienen con la leche: alergia a las proteínas o intolerancia a la lactosa No obstante, si tenemos problemas de este tipo, disponemos de una magnífica alternativa: el ghee.

Ghee. Imaginemos una mantequilla sin los inconvenientes de la mantequilla tradicional. Eso es el ghee, un alimento terapéutico utilizado por la medicina ayurveda, que casi en su totalidad está compuesto por la grasa de la mantequilla, sin agua, sin proteínas y sin lactosa. Podríamos bautizarlo como la «supermantequilla».

Los estudios de medicina ayurvédica muestran sus efectos positivos sobre las capacidades cognitivas y la memoria. Reduce los niveles de acetilcolinesterasa, el estrés oxidativo y las citoquinas inflamatorias en el cerebro. Mejora y previene la depresión. Exhibe actividad neuroprotectora al reducir los niveles de malondialdehído, aumentar los niveles de enzimas antioxidantes, inhibir la actividad de la acetilcolinesterasa y promover la liberación del factor neurotrófico con efecto aniolítico (derivado del cerebro). Además, los SCFA (o ácidos grasos de cadena corta) que contiene mejoran la digestión y la integridad de la pared intestinal, y estimulan el sistema inmunológico en el intestino.

El consumo de ghee puede aumentar los niveles de lípidos en sangre sin aumentar el riesgo cardiovascular. En algunos estudios ha demostrado ser un preventivo contra el cáncer de mama e incluso un buen factor para evitar su proliferación (Kataria D, Singh G. *Health benefits of ghee: Review of Ayurveda and modern science perspectives*. J Ayurveda Integr Med. 2024 Jan-Feb;15(1):100819. doi: 10.1016/j.jaim.2023.100819. Epub 2024 Jan 5. PMID: 38181707; PMCID: PMC10789628).

En el capítulo de recetas y menús, podrás informarte de cómo elaborarlo en casa y darle un plus saludable mezclándolo con especias terapéuticas. Al igual que la mantequilla, aguanta temperaturas elevadas en la cocción de alimentos, pero tan sólo añadiéndolo en infusiones o tu café habitual es suficiente para que obtengas sus beneficios.

Kéfir de cabra. Junto a los dos alimentos anteriores es uno de los lácteos que no son nocivos para el organismo. Lo recomiendo como alimento probiótico, pues a diferencia de mantequilla y ghee, el kéfir contiene microorganismos beneficiosos para nuestra microbiota, gracias a la fermentación láctica que sufre, al menos durante 24 horas. La fermentación con los granos o nódulos del kéfir aporta bacterias por un lado y levaduras o cepas fúngicas por otro. Todas ellas facilitan que en nuestro intestino reine un equilibrio saludable, donde bacterias y hongos conviven en una armoniosa y, a la vez, delicada lucha por coexistir. La abundancia de microorganismos queda evidenciada en la siguiente tabla.

Cepas bacterianas	Cepas fúngicas
Lactobacillus casei	Candida humilis
Lactobacillus acidophillus	Sacharomyces urisporus
Lactobacillus Brevis	Kazachstania unispora
Lactobacillus del Brueckii subsp.bulgaricus	Kazachstania exigua
Lactobacillus del Brueckii subsp.delbrueeckii	Kluyveromyces siamensis
Lactobacillus del Brueckii subsp.lactis	Kluyveromyces lactis
Lactobacillus Helveticus	Kluyveromyces marxianus
Lactobacillus Kefiri	Saccharomyces cerevisiae
Lactobacillus Kefiranofaciens subsp. Fefiranofaciens	Sacharomyces martiniae
Lactobacillus Paracasei subsp. paracasei	
Lactobacillus Rhamnosus	
Lactobacillus Plantarum	
Lactobacillus sake	
Lactobacillus lactis subsp lactis	
Lactobacillus lactis subsp.cremoris	
Lactococcus lactis	
Leuconostoc mesenteroides subsp.cremoris	
Leuconostoc mesenteroides subsp. Dextranicum	
Leuconostoc mesenteroides subsp.mesenteroides	
Pseudomonas	
Pseudomonas fluorescents	
Pseudomonas putida	
Streptococcus thermophilus	

Composición de los microorganismos del kéfir.
www.culturesforhealth.com.

Los microorganismos del kéfir actúan como un verdadero ejército contra los microorganismos patógenos o nocivos como e.coli, h.pylori o salmonella. Para completar la acción protectora del kéfir contamos con el kefiran, un azúcar complejo formado por glucosa y galactosa a partes iguales, que resulta eficaz contra candida albicans y streptococcus pyogenes.

La palabra kéfir deriva del término turco *kief*, que significa sentirse bien. Sirve para preparar bebidas como el *lassi*, que se hace con yogur, mezclado con agua y sal, y se consume como aperitivo para mejorar la digestión o como remedio para la gastroenteritis.

Grasa total	3,5 gramos
Grasa saturada	2 gramos
Colesterol	10 miligramos
Sodio	90 miligramos
Azúcares	6 gramos
Proteína	6 gramos
Vitamina A	4 %
Calcio	20 %

Composición nutricional en 175 gramos de kéfir.

Como se puede apreciar, a pesar de que los microorganismos convierten la lactosa en ácido láctico, aún mantiene una cierta cantidad de azúcares, y con sus proteínas sigue siendo un alimento que produce un aumento de la insulina en sangre. Por ello, es un alimento muy interesante para tomarlo antes, durante o después de hacer ejercicio.

Hay estudios que demuestran que el kéfir puede tener propiedades antitumorales en determinados tipos de cáncer. En un estudio realizado con células tumorales de cáncer de mama estrógeno-dependiente, el extracto de kéfir consiguió una reducción del 56 % de las células tumorales, mientras que el yogur convencional conseguía una reducción significativamente menor del 14 %. Lo mejor del kéfir es que se puede preparar en casa de forma muy sencilla. Tan solo necesitas un pote o jarra, los nódulos de kéfir –se regalan, no se venden, pregunta en herboristerías o en tiendas especializadas–, leche de cabra fresca eco o de pasto y nada más. Vierte en la jarra cuatro vasos de leche de cabra y cuatro cucharas soperas de nódulos y deja la jarra tapada a temperatura ambiente durante 24-36 horas. El resultado será un producto más ácido que la leche, pero con innumerables propiedades. Consérvalo en la nevera.

Yogur. Prácticamente contiene la misma cantidad de grasa, pero algo menos de azúcar y proteínas que el kéfir. Podríamos decir que el yogur es el hermano pequeño del kéfir, pero aporta muchos más estudios que demuestran sus propiedades (posiblemente el kéfir tiene las mismas propiedades y algunas más). Los estudios demuestran que el yogur:

- Puede reducir los niveles de colesterol.
- Mejora la biodisponibilidad de vitaminas como la vitamina K, la tia-

mina (B1), la niacina (B3), la piridoxina (B6), el ácido fólico (B9) y el ácido ascórbico (B12).

- Mejora la digestión.
- Es útil contra la diarrea causada por antibióticos.
- Evita el estreñimiento.

Todos los beneficios del yogur, disminuyen o se anulan cuando consumimos yogures con aditivos como colorantes artificiales o edulcorantes. También disminuye la eficacia si lo compramos azucarado o desnatado. Los mejores yogures son los de tipo griego, naturales y consumidos en el desayuno con frutos secos y fruta, en forma de batido o como salsa para aderezar ensaladas. A la hora del desayuno, el pH de nuestro estómago es más alcalino y, por tanto, es entonces cuando hay más probabilidades de que las bacterias probióticas del yogur lleguen a nuestros intestinos y podamos obtener todos sus beneficios.

Manteca de cerdo. Tal y como explicaba el profesor Martin Grootveld (Universidad de Montfort, Leicester), en una entrevista publicada en la versión *online* de la BBC, «Si tengo que escoger entre una manteca cualquiera o un aceite poliinsaturado (W3), me decidiría siempre por la manteca». Estas declaraciones, las hacía en 2015, inmerso en el estudio de las diferencias entre las diferentes grasas para cocinar.

Ya es un hecho admitido de forma general que al cocinar debemos priorizar la manteca de cerdo. Es un alimento bajo en sodio, apto para hipertensos y con minerales como hierro, calcio, fósforo y magnesio en cantidades discretas y vitaminas como vitamina K y vitamina D, trazas de vitaminas del grupo B (B1, B2, B3 y B5), vitamina E y colesterol (93 miligramos/100 gramos). Su contenido es grasa en un 99 %, con una elevada proporción de ácido oleico.

Según un grupo de investigadores de la Universidad de Córdoba, la manteca de cerdo, podría tener propiedades antienvejecimiento. Al analizar tres tipos diferentes de grasa en ratones: cerdo, pescado y soja, observaron que los que consumían la manteca ralentizaban su proceso de envejecimiento respecto a los otros dos grupos (soja y pescado). La grasa de cerdo consiguió disminuir el estrés oxidativo o, lo que es lo mismo, la degeneración de los tejidos y su funcionalidad, que es lo que sucede cuando envejecemos.

Según el estudio, la combinación de una dieta baja en calorías a la que se le añaden calorías en forma de manteca de cerdo mejoraría la salud de muchos órganos, como el hígado o los músculos, protegiéndolos de su decadencia natural por el proceso de la edad.

La manteca de cerdo se ha utilizado desde siempre para confeccionar remedios populares:

- Contra las varices: se hervían 250 gramos de manteca de cerdo con un puñado de pétalos de caléndula durante 10 minutos. Luego, el líquido se colaba y se guardaba en la nevera, para aplicarlo sobre las varices.
- Contra la artritis: se mezclaban 20 gramos de manteca con los mismos gramos de jugo fresco de milenrama y se aplicaba en la zona afectada con masajes suaves.
- Contra los moqueos nasales por resfriado: se mezclaba la manteca con hojas de menta machacadas. Se dejaba enfriar y se aplicaba la mezcla en las fosas nasales.
- Para las contusiones, mezclaban salvia, cera de abeja y manteca de cerdo para obtener una pomada que no tiene nada que envidiar a otras que podemos comprar en la farmacia y que están llenas de químicos añadidos innecesarios y poco saludables.

Si le añadimos su capacidad saciante a todas las bondades antes mencionadas, resulta evidente que debemos potenciar su consumo.

Manteca de cacao. Qué pena me da ver continuamente productos elaborados con cacao desgrasado. Es como quitarle las alas a un avión. La grasa o manteca del cacao, se obtiene por prensado, después de tostar las semillas. La pasta grasa resultante está compuesta por ácidos grasos como el palmítico, el oleico y el esteárico. Pero la característica principal de la combinación de estos tres ácidos grasos en el cacao es su punto de fusión, o, lo que es igual, el punto donde deja de ser una grasa dura y se funde. El punto de fusión se encuentra en los 34 °C y es perfecto para que los chocolates que contienen buenas cantidades de manteca se fundan en la boca de esa forma maravillosa que tú ya conoces (os confieso que en este punto del libro, tuve que comer algo…). En cambio, cuando comáis un chocolate *light* (desgrasado) notareis que no se deshace en la boca de la misma forma, ni tiene el mismo sabor.

Como puedes ver en la siguiente tabla, su contenido nulo en grasas poliinsaturadas la convierte en una grasa muy estable al cocinar. Es destacable su elevado contenido en ácidos grasos oleicos.

Ácidos grasos	%
Palmítico	25,2
Esteárico	35,5
Oleico	35,2
Linoleico (W6)	0,1
Araquídico	1

Composición de la manteca de cacao.

Aceite de coco. En las poblaciones de Kitava (Nueva Guinea) y Tokelau (Oceanía), donde se consume aceite de coco en grandes cantidades, son muy raras las enfermedades del corazón. Evidentemente puede haber otros factores que influyan, pero queda claro que consumir aceite de coco no es un problema sino todo lo contrario.

El ácido láurico que contiene nos ayuda a luchar contra las infecciones de hongos, virus y bacterias. Incluso es utilizado para higienizar la cavidad bucal y blanquear los dientes, haciendo enjuagues.

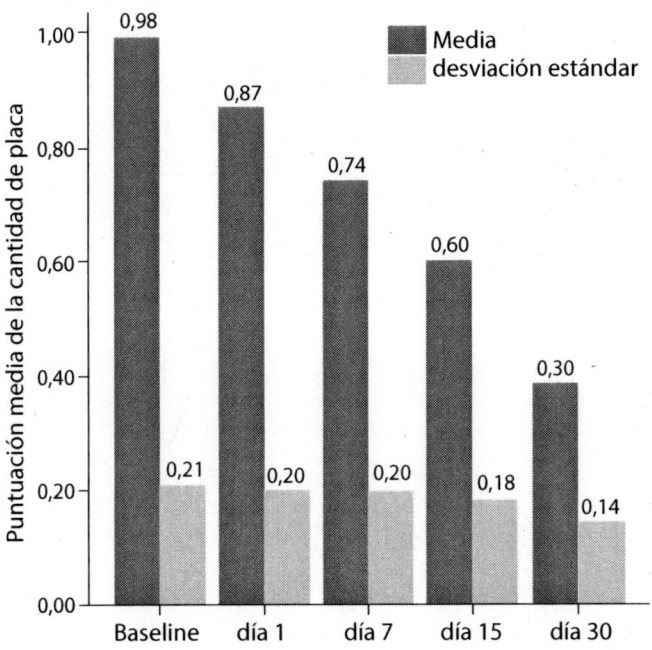

Disminución de la placa de sarro con el aceite de coco.

Sus ácidos grasos de cadena media son muy bien digeridos y realzan el sabor de batidos, infusiones, purés o postres con fruta. Además de corregir los perfiles lipídicos en sangre, puede mejorar la piel seca y reducir en un 20 % los rayos ultravioletas cuando se aplica de forma tópica.

Y, por si fuera poco, podemos utilizarlo para blanquear los dientes, reducir la placa de sarro y mejorar la gingivitis.

En la figura de la página anterior se puede ver cómo la placa de sarro que afecta a la gingivitis va disminuyendo a lo largo de 30 días entre los 16 adolescentes participantes en el estudio.

Para blanquear los dientes y disminuir la cantidad de bacterias nocivas de la cavidad bucal se utiliza una técnica muy habitual en la India denominada *oil pulling*, que además de blanquear los dientes, disminuye la cantidad de bacterias dañinas de la boca. Consiste en enjuagarse la boca con una cucharada de aceite de coco durante 10-15 minutos cada día durante un mes. Aconsejo hacerlo justo antes de irse a dormir.

Grasa de ave. No es fácil de conseguir, pero podemos aprovecharla si la recogemos después de haber cocinado a la plancha magret de pato, muslos de pollo con su piel o carne de oca. Es probable que se suelte agua además de grasa. Deja que se evapore el agua hasta que quede únicamente la grasa o el aceite. Tras colarlo, guarda el aceite en la nevera hasta un par de semanas o congélalo hasta un par de meses.

Son grasas ricas en ácido araquidónico, que dan un excelente sabor a los platos a los que se les añaden durante la cocción.

Panceta ibérica. También llamada tocineta, es una parte del vientre o de la papada del cerdo. Tiene una parte de carne magra, su sabor es muy agradable y suele utilizarse en guisos, con verduras o simplemente a la plancha.

Hay dos tipos: la que está conservada en sal y la ahumada. Yo desaconsejo la segunda, pues echar humo a la comida no es una técnica saludable, por mucho sabor que le dé. Los hidrocarburos aromáticos policíclicos que se forman con el ahumado son dañinos y están asociados al aumento de la probabilidad de sufrir un cáncer.

La panceta tiene cantidades elevadas de sodio, así que vaya con tiento quien tenga que vigilar el exceso de sal. Aun así, es una opción nutritiva y saludable para enriquecer tus platos de verduras o guisos.

Nutrientes	Cantidad
Hierro	0,90 mg
Proteínas	12,5 g
Calcio	0,6 mg
Potasio	230 mg
Yodo	11 mg
Zinc	1,5 mg
Carbohidratos	0,5 g
Magnesio	13 mg
Vitamina B1	0,32 mg
Vitamina B2	0,12 mg
Vitamina B3	4,2 mg
Vitamina B5	0,60 ug
Vitamina B9	1,50 ug
Vitamina E	0,08 mg
Vitamina K	46 ug
Fósforo	70 mg
Calorías	470 kcal
Colesterol	57 mg
Grasa	46,6 g
Azúcar	0,5 g

Tabla de nutrientes en 100 gramos de panceta.
http://elportaldelchacinado.com/propiedades-de-la-panceta-o-tocino/

Hígado. Es uno de los alimentos que ha ido perdiendo adeptos con el paso del tiempo. La mala prensa recibida por ser un alimento graso y un órgano que contiene los tóxicos o medicamentos que pudo haber ingerido el animal, son las principales razones de su exclusión en las mesas de hoy en día.

Pero en realidad no tiene más grasa que otras partes que se suelen consumir (4-5 % de su peso), y además puede ser un alimento sin carga tóxica si lo compramos de procedencia eco o pasto, ya que los análisis del hígado de diferentes animales indican que no está más contaminado que otras partes del cuerpo.

Hay solo pequeñas diferencias entre los diferentes hígados, excepto en la vitamina A, donde sale vencedor el hígado de ternera, aunque yo prefiero el de cordero, por su sabor, más fino y suave.

- Es uno de los alimentos con más densidad nutricional que se conoce.
- Rico en vitamina A, en forma de retinol.
- Rico en purinas, que sirven para ayudar a sintetizar ADN y ARN.

- Rico en hierro.
- Rico en cobre, mineral necesario para el sistema inmune.
- Rico en ácido fólico (B9).
- Rico en colesterol.
- Contiene un misterioso agente antifatiga (del que sabemos poco), y por eso es utilizado en las dietas para deportistas.
- Rico en vitamina D y E.
- Rico en B12 (12 veces la cantidad diaria recomendada en 100 gramos).

Es un multivitamínico natural, y aunque no es comparable en cuanto a la cantidad de grasa que contiene con los alimentos que hasta ahora se han descrito, lo tengo que «colar» por su espectacular concentración de vitaminas liposolubles.

Sesos o «cerebrillos». Aunque haya muy pocas personas que los consuman hoy en día, siguen siendo un alimento muy completo y muy deseado por las poblaciones actuales de cazadores-recolectores. Aunque muchas personas han crecido con este alimento en su dieta, ya sea rebozado o mezclado en otros platos, parece ser que al hacernos mayores no nos resulta tan placentero, al menos en las culturas occidentales.

Calorías			133 kcal
Grasa			10,30 g
Colesterol			2100 mg
Sodio			125 mg
Carbohidratos			0 g
Fibra			0 g
Azúcares			0 g
Proteínas			10 g
Vitamina A	0 ug.	Vitamina C	18 mg
Vitamina B12	8 ug.	Calcio	10 mg
Hierro	2,10 mg.	Vitamina B3	5,40 mg

Composición nutricional en 100 gramos de sesos de cordero.
www.alimentos.org.

Es un alimento muy completo en proteínas y con un contenido elevado en grasas, la mayoría de ellas monoisaturadas y poliinsaturadas, aunque un 20 % son saturadas.

Los sesos de cordero suelen ser los más consumidos. Poseen vitamina B5, ideal para reducir estrés y ansiedad; B12, fundamental para el buen funcionamiento general del organismo; hierro, zinc, fósforo y potasio, además de vitamina K y E.

Embutidos. Hay que ir con mucho cuidado con los embutidos, pues hay grandes diferencias entre ellos. Como dice el doctor Porta (epidemiólogo y profesor universitario) en una entrevista publicada en *El Periódico*, si son de buena calidad y se consumen con prudencia, se reduce el problema del cáncer de colon. Y no le falta razón, los consumidores también lo saben y como se ve en la siguiente figura la calidad es exactamente lo que buscamos todos a la hora de comprarlos.

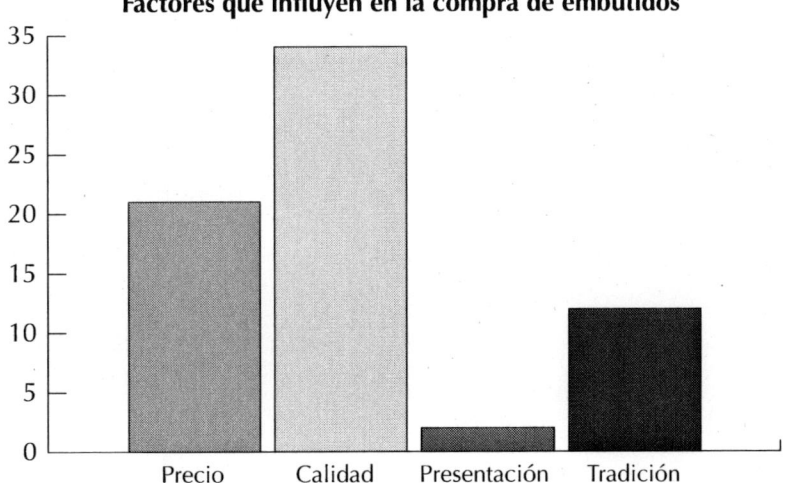

Factores que influyen en la compra de embutidos

Factores que influyen en la compra de embutidos.

Pero ¿a qué se refieren con calidad? La calidad de un embutido reside precisamente en los aditivos alimentarios y la grasa utilizada, como ya he comentado al inicio del libro. Las grasas son la principal reserva de tóxicos y xenobióticos y los aditivos alimentarios en embutidos, como los nitritos u otros conservantes, los potenciadores de sabor y los sulfitos, tampoco son saludables ya que están relacionados con la aparición de cáncer.

Aunque es cierto que ingerimos más nitritos y nitratos con otras fuentes de alimentos, los vegetales no ecológicos a la cabeza, seguidos de las aguas de grifo y los tubérculos, el siguiente lugar de la lista lo ocupan los embutidos, como puedes ver en la figura de la página siguiente.

Un embutido saludable debe de tener solo y nada más que:

- Carne magra ecológica.
- Materia grasa ecológica.
- Especias.
- Sal.

Productos como la sobrasada, el chorizo o la longaniza de buena calidad tienen una vida útil más corta, pero nos ahorran los problemas de posibles contaminaciones siempre que se utilicen las especias correctas y la proporción de ácidos grasos es parecida a la de la panceta o la manteca de cerdo.

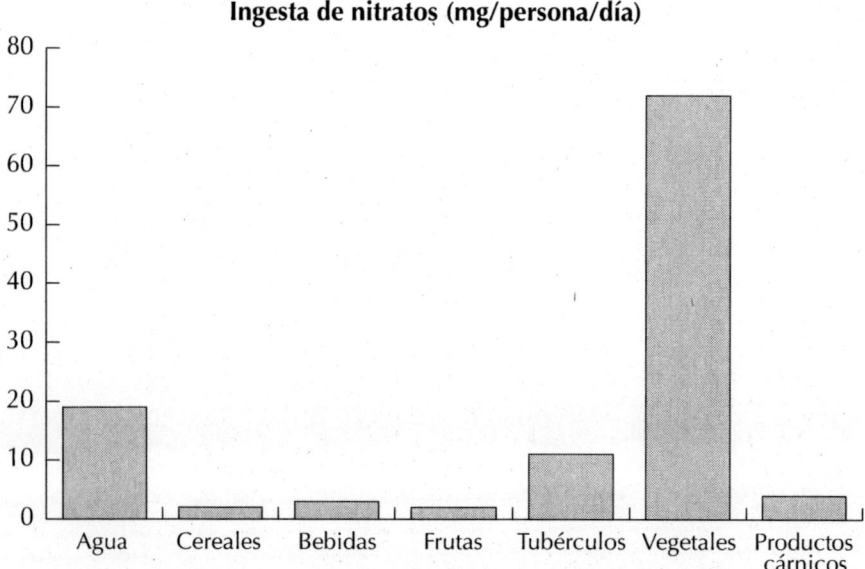

Ingesta de nitratos (mg/persona/día)

Fuente: Consejo de Europa. Aspectos sanitarios de los nitratos y de sus metabolitos. Taller internacional. Bilthoven, Países Bajos: Consejo de Europa, 1994. Promedio de los datos disponibles del Reino Unido, Suiza y Holanda.

Cantidad de nitratos en los alimentos.

Los valores y nutrientes del chorizo son los resultantes de la mezcla de una buena carne y una buena grasa, y eso es lo que se puede observar en la tabla de abajo y en la figura que aparece en la página siguiente: vitaminas del grupo B, hierro, fósforo, y un perfil lipídico muy equilibrado, casi la mitad son ácidos grasos monoinsaturados y un 14 % son poliinsaturados.

Si cocinas demasiado los chorizos, las sobrasadas o las longanizas, alterarás los poliinsaturados y los convertirás en alimentos nocivos para la salud.

No es conveniente comer siempre el embutido entre dos capas de pan, en vez de disfrutarlo con verduras o ensaladas, ya que de este modo se metaboliza mejor. Por ejemplo, la L-carnitina se metaboliza así de forma saludable, mientras que si consumimos el embutido con pan, y además somos sedentarios, esa misma L-carnitina, puede tener efectos carcinógenos.

	Valores medios (100 g)	% de la ingesta de referencia de un adulto (8.400 KJ/2.000 kcal) por 100 g
Energía (kcal)	285	14,25
Proteína (g)	22	44
Grasa total (g)	21	30
AGS (g)	7,89	39,45
AGM (G)	9,06	—
AGP (G)	2,78	—
Colesterol (mg)	72	—
Hidratos de carbono (g)	2	0,77
Sal (g)	2,65	44,17
Fósforo (mg)	160	22,86
Hierro (mg)	2,4	17,14
Vitamina B_1 (mg)	0,3	27,27
Vitamina B_3 (mg Eq)	7,1	44,38
Vitamina B_{12} (ug)	1	40

Tabla nutricional del chorizo.

Perfil lipídico recomendado

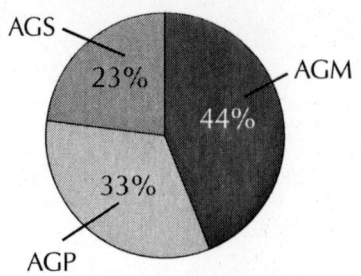

Perfil lipídico del chorizo

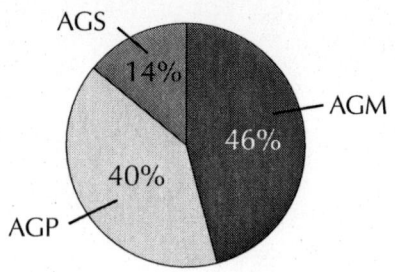

Fuente: Adaptado de Moreiras O. 2013

Perfil lipídico del chorizo. AGM: ácidos grasos monoinsaturados. AGP: ácidos grasos poliinsaturados. AGS: ácidos grasos saturados.

Ideas clave. Puedes consumir con tranquilidad todos los alimentos y grasas que hemos descrito. No obstante, no se debe cometer el error de centrar todo el aporte de grasas en tan solo uno o dos de ellos. La variedad es la mejor forma de conseguir los mejores efectos deseados. Si solo comes mantequilla, te perderás las propiedades del aceite de coco. Si solo comes aguacate, te perderás las propiedades de la panceta. No olvides que el desequilibrio alimentario origina problemas de salud. Adquiere embutidos y otros productos que contengan el mínimo de aditivos.

8

GRASAS Y PÉRDIDA DE PESO

¡O todo al revés de lo que nos habían contado!

La filosofía de este capítulo se debería de resumir así: «todo al revés de lo que nos habían contado». Lo que se pretendía en la década de 1970 con la recomendación de disminuir el consumo de grasa para reducir la obesidad no tuvo éxito; lo que realmente provocó fue aumentar el número de obesos hasta nuestros días. Por más esfuerzos que hacen las entidades públicas y los organismos oficiales, ya sean fundaciones o asociaciones de dietistas-nutricionistas, no consiguen otra cosa que elevar a grado de pandemia el sobrepeso y la obesidad.

Tal y como se ve en la figura de la página siguiente, las cifras del aumento de obesos desde que se iniciaron las recomendaciones de dietas bajas en grasa (*low-fat guidelines*) son alarmantes y tremendamente reveladoras. Se incrementa el tanto por ciento de personas obesas en todas las franjas de edad de la población adulta; de 18-29 años, de 30-44 años, de 45-64 años y más de 65 años, hasta el 2005-2006. Y sigue subiendo…

Por lo que respecta a España, en menos de 20 años se ha pasado de un 4 % de niños/as obesos/as, a un 14 %… ¡y su número sigue subiendo! Las cifras de obesidad en la población general se van acercando a las del país con más obesos del mundo: Estados Unidos. Dentro de poco, podremos decir que ya los hemos igualado.

Ya va siendo hora de replantear conceptos que hasta hora se han mostrado muy poco efectivos y de tener en cuenta otros aspectos que hasta ahora no se consideraban, como la capacidad saciante de los alimentos y el equilibrio hormonal.

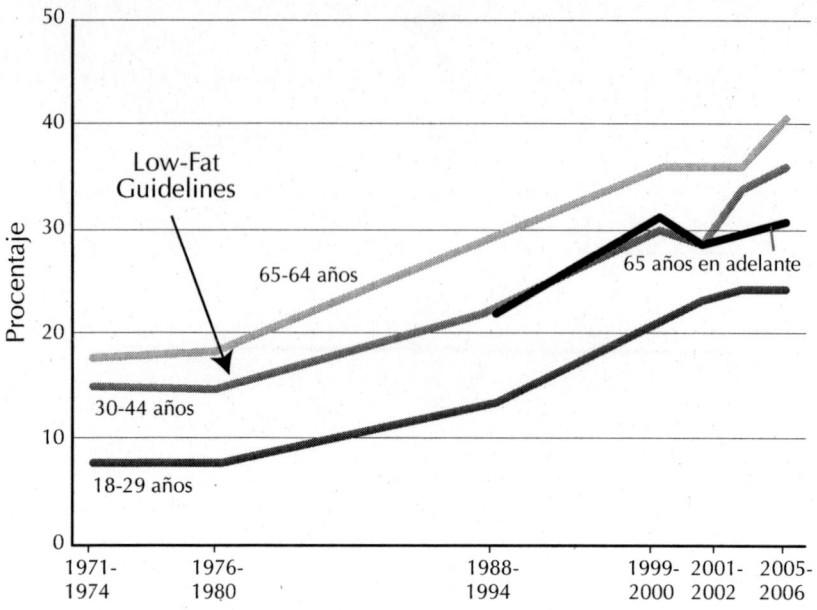

*Porcentaje de obesos en la población desde la introducción de las guías oficiales para prevención de obesidad (*Low-Fat Guidelines*).* http://socialnutritionspanish.blogspot.com.es/.

Es posible perder peso de diversas maneras, pero hacerlo de forma agradable y segura ya no lo es tanto. Ya hemos visto que el primer peligro de reducir las grasas –la primera recomendación de los médicos y algunos dietistas que no están muy al día– es reducir también las vitaminas liposolubles K, E, D y A, lo cual va a tener consecuencias negativas a medio o largo plazo.

Siempre nos hablan de calorías para perder peso o para no ganarlo, pero ese no es el camino. En un estudio de 2015 de la Tufts University encabezado por la doctora Jessica Smith, se estudiaron los cambios producidos en 120.000 participantes, como consecuencia de la sustitución de unos alimentos por otros del mismo valor calórico, pero claramente más sanos.

Una manzana y una galleta tienen las mismas calorías, pero no engordan lo mismo. El estudio de la doctora Smith concluía de la siguiente manera: «Basta con sustituir determinado tipo de alimentos por otros para engordar o adelgazar de forma significativa, pues es la combinación de ellos la que determina cuánto engordamos y no las calorías». Tampoco se tienen en cuenta nuestros genes, que son responsables de tener estrategias adaptativas para sobrevivir y superar problemas de supervivencia.

Estas estrategias adaptativas, que hemos heredado generación tras generación desde el Paleolítico, se pueden volver en nuestra contra en una tentativa de pérdida de peso. Seguro que conocéis casos en los que, a pesar de estar comiendo verdura de hoja verde y pescado a la plancha, no hay manera de adelgazar, incluso haciendo ejercicio de forma regular. Si la teoría de las calorías funcionase, sería imposible no perder peso. Pero eso es precisamente lo que sucede, no se pierde peso, y se percibe con razón que lo que se come no se corresponde con el estado corporal real. Entonces las personas que siguen esa dieta hipocalórica se desmotivan y lo mandan todo a paseo. Entran en un bucle del que nunca salen: dieta con poca grasa, verdura de hoja verde y plancha, pérdida de motivación y ausencia de resultados, abandono y vuelta a empezar. Vuelta a empezar en el mejor de los casos, pues muchas personas abandonan para siempre.

Cuando sucede esto, nuestros genes detectan que no se está produciendo una entrada de energía en nuestro organismo en forma de alimentos. Es lo mismo que sucedía hace miles de años cuando nuestros, antepasados no tenían nada que comer, porque las inclemencias del tiempo impedían obtener alimentos o bien porque los alimentos de la zona se habían agotado. Entonces se activaba el «gen ahorrador». Gracias a él, nuestro metabolismo «ahorra» energía, reduciendo el gasto que nuestros músculos y órganos suelen consumir. Nos evita gastos innecesarios, porque no sabe hasta cuándo durará esa crisis energética.

El gen ahorrador ralentiza nuestros movimientos, acompasa la respiración de forma más superficial, reduce el peristaltismo intestinal y la producción de jugos y secreciones digestivas, reduce el número de pulsaciones del corazón… y, lo más fascinante, disminuye la actividad de ciertas partes del cerebro para dar prioridad a las zonas que nos aportan mayor capacidad de resolver problemas y de ser creativos.

Como lo que interesa es ser resolutivos para poder encontrar alimento y sobrevivir, la pérdida de peso será muy lenta para disponer de tiempo y encontrar alimento. Al haber disminuido el metabolismo, la reducción de grasa será la mínima posible porque estaremos en una situación de estancamiento de peso.

↓ GRASAS = ↓ METABOLISMO = ESTANCAMIENTO

Hoy en día, este proceso juega en tu contra cuando te basas en dietas hipocalóricas para perder peso o no ganarlo. Sencillamente, tu cuerpo estará ahorrando, no querrá deshacerse de la grasa que tú si quieres perder, simplemente por pura y mera supervivencia.

Para «desconectar» el gen ahorrador, se debe hacer entender al organismo que no estamos en época de «vacas flacas», sino todo lo contrario, y la mejor manera de hacerlo es introduciendo más alimentos grasos en nuestro cuerpo.

El consumo de ácidos grasos de cadena media, como la grasa de coco, produce un efecto de «kilocalorías negativas»; es decir, que cuando se ingiere una determinada cantidad de kilocalorías en forma de aceite de coco, se gastan más kilocalorías para aprovecharlo. O dicho de otra forma, aumenta nuestro metabolismo como consecuencia del incremento de la actividad de la tiroides, que es la glándula responsable de regular infinidad de mecanismos energéticos, digestivos, inmunológicos y termorreguladores…

Según la teoría de las calorías, este resultado no sería posible, a mayor cantidad de grasas, más aumento de peso. Pero ya sabemos que no es así.

↑ GRASAS DE CADENA MEDIA = ↑ METABOLISMO = ↓ PESO

Sigamos con otros ejemplos de alimentos ricos en grasa que mejoran la pérdida de peso. En un estudio (19) realizado en embarazadas con sobrepeso u obesidad se obtuvieron resultados de mejora del peso corporal mediante la ingesta de 56 gramos diarios de almendras añadidas a su dieta, cada día. Y como beneficio añadido, disminuyó la ansiedad y aumentó el apetito de las participantes en el estudio.

Estudios comparativos entre dietas con grasas y dietas bajas en grasas

Existen ya algunos estudios y comparativos que nos pueden dar una idea más exacta de lo que sucede cuando seguimos las recomendaciones tradicionales para perder peso y lo que sucede cuando hacemos lo contrario.

En un estudio (28) en el que las mujeres obsesas seguían una dieta de 1.500 kilocalorías diarias y los hombres obesos de 1.800 kilocalorías diarias, se compararon tres dietas: baja en grasas, baja en carbohidratos y alta en grasas (tipo Atkins) y mediterránea (figura de la página siguiente).

Se puede observar que en los primeros cinco meses del estudio los resultados son satisfactorios en los tres grupos, pero a medida que progresamos en el tiempo, hasta los 24 meses que dura el estudio, la dieta baja en grasas es con la que menos peso se pierde, mientras que la dieta mediterránea estándar y la dieta baja en carbohidratos y alta en grasas se muestran mucho más efectivas, siendo la baja en carbohidratos y alta en grasas la que más peso perdido conserva.

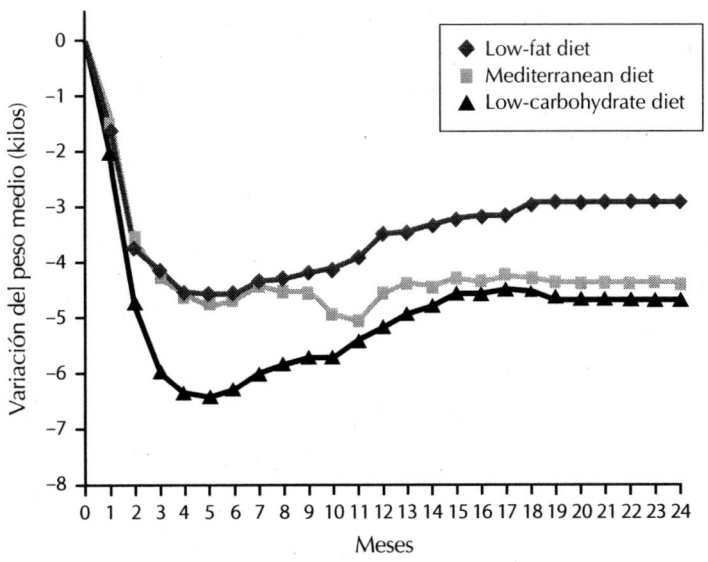

Comparativa entre dieta baja en grasas (low-fat diet), dieta mediterránea (mediterranean diet) y dieta baja en carbohidratos (low-carbohydrate diet) y pérdidas de peso corporal a lo largo de dos años.
http://www.nejm.org/action/showImage?doi=10.1056%2FNEJ Moa0708681&iid=f02.

Aunque podamos pensar que tampoco hay mucha diferencia entre la dieta alta en grasas y la dieta mediterránea, lo cierto es que los valores de los marcadores en sangre (glucosa y colesterol) son mejores en la dieta alta en grasas que en la mediterránea convencional.

Los datos anteriores se refuerzan con los resultados de otro estudio en el que se controlaba la evolución del peso de los participantes después de seguir durante siete años una dieta baja en grasas. Las pérdidas de peso fueron insignificantes (0,4 kilos), lo que demostraría que, aunque al principio de practicar una dieta baja en grasas se puede perder algo de peso, a la larga esas pérdidas dejan de producirse e incluso se recupera la mayor parte del peso que al principio se perdió.

A esta manía persecutoria contra las grasas para perder peso, hemos de sumar el aumento del consumo de azúcares por parte de la población. Es prácticamente imposible que si la gente consume menos grasas no coma más cantidad de otros alimentos. Si la industria fomenta la publicidad de esos alimentos que contienen azúcares, que además de ser apetitosos son baratos el resultado es el siguiente:

↓ GRASAS + ↑ AZÚCARES = OBESIDAD

En la siguiente figura se puede comprobar cómo han evolucionado el consumo de azúcar y la obesidad.

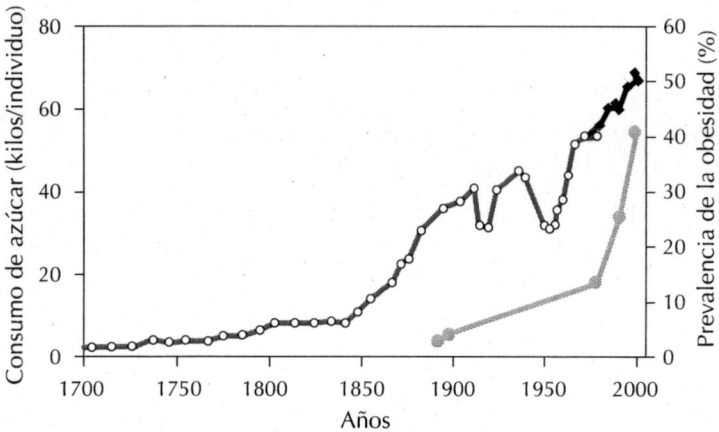

Evolución de la ingesta de azúcar por individuo y evolución de la prevalencia de la obesidad.

Como se puede ver en la figura de arriba, desde 1850 se empieza a producir un aumento del consumo de azúcar y ya desde 1900 se aprecia el aumento imparable del número de personas obesas que llega hasta nuestros días.

Alimentos grasos clave en la pérdida de peso

Mantequilla o ghee (mantequilla clarificada). Ni uno ni otro suelen aparecer en las listas de alimentos recomendados para perder peso. Sin embargo, la mantequilla, o mejor aún el ghee, son ricos en ácido linolénico conjugado (CLA) y ácido butírico (butirato). Estos dos ácidos aportan beneficios demostrados para la salud, como promover una baja acumulación de grasa en humanos o disminuir la inflamación. El CLA y el butirato han mostrado eficacia en estudios realizados en ratas en los que se demostró que eran más resistentes a volverse obesas.

Aguacate. Otro alimento del que vuelvo a hablar. La introducción del aguacate en las comidas aumenta la sensación de saciedad y reduce el apetito durante más tiempo. En un estudio (25) se demostró que el hecho de añadir tan solo medio aguacate en la comida, mantenía la sensación de saciedad hasta 3 horas después de haber comido. También se pudo comprobar que los niveles de la insulina después de media hora de haber comido eran inferiores a los del grupo control (los que no comían aguacate). Esta propiedad hace del aguacate un gran aliado para prevenir la diabetes tipo 2.

Si eres de los que te cuesta comer aguacate, prueba a comerlo menos maduro o disfrázalo tal y como te propongo en el apartado de recetas. No dejes de comer aguacate, si quieres tener buena salud y perder peso (24).

Aceite de coco. Los estudios demuestran que tiene una gran utilidad en la pérdida de peso. Sobre todo, es muy efectivo en la reducción de la grasa abdominal y la grasa visceral, que son las peores, pues están relacionadas con enfermedades crónicas y problemas cardiacos.

En un estudio (29) realizado con 20 hombres obesos se consiguieron reducciones de cintura de 2,87 centímetros, tras tomar dos cucharadas soperas diarias de aceite de coco durante cuatro semanas. Puede que no parezca mucho, pero hay que tener en cuenta, que los participantes en el estudio no realizaron ningún tipo de ejercicio físico, ni hicieron cambios en su dieta.

Para explicar este proceso debemos focalizar la atención a en los ácidos grasos de cadena media:

- Ácido capróico, con 6 átomos de carbono.
- Ácido caprílico, con 8 átomos de carbono.
- Ácido cáprico, con 10 átomos de carbono.
- Ácido láurico, con 12 átomos de carbono.

Estos ácidos del aceite de coco se digieren con mucha facilidad y son convertidos por el hígado en cetonas que servirán de combustible al cerebro y, por tanto, será muy difícil que se almacenen como grasa. Los ácidos grasos de cadena media provocan el aumento de la cantidad de dos hormonas que reducen la saciedad: el péptido YY y la leptina.

Los estudios realizados en animales y en humanos revelan que el ácido caprílico y el cáprico son los responsables de la quema de grasa corporal y de las calorías. Aunque la mayoría de los estudios muestran estos efectos, también hay algunos que no encuentran diferencias respecto a otras grasas. Aún hacen falta más estudios para comprender del todo los mecanismos de los ácidos grasos en la pérdida de peso y sus beneficios.

Frutos secos. En diversos estudios los frutos secos se muestran efectivos en la pérdida de peso. En un estudio (30) con 50 participantes se demostró efectividad en pérdida de peso y reducción del perímetro de la cintura en el grupo que consumió 50 gramos de almendras diarias frente al grupo control.

Esta efectividad podemos aplicarla a nueces, avellanas y al resto de frutos secos en el apartado de alimentos clave. Lo más positivo es que, si combinamos los frutos secos con el chocolate, vamos a conseguir un efecto sinérgico o de mayor potencia gracias a la mezcla.

Chocolate negro con frutos secos. El chocolate negro contiene teobromina, una molécula parecida a la cafeína aunque menos estimulante, pero con las mismas propiedades a la hora de perder peso. De hecho, los suplementos de cafeína se utilizan de forma escandalosa para la pérdida de peso. La teobromina confiere al chocolate los siguientes beneficios:

- Aumento de óxido nítrico (NO), que aumenta el riego sanguíneo y por tanto mejora la circulación y recuperación muscular después de hacer ejercicio.
- Sensación de bienestar.
- Estimulante del sistema nervioso.
- Relaja músculos lisos y vasos sanguíneos.

Al mezclar almendras u otro fruto seco con el chocolate, obtendremos un alimento espectacular, tanto en sabor como en propiedades, pues nos ayuda a mantener correctos los niveles de grasas en sangre y los valores de tensión arterial. Si, además, contribuye a mantener la sensación de saciedad, ya no podemos pedir nada más a esta combinación. Además, los polifenoles del chocolate son beneficiosos para la microbiota y mejoran la sensación de bienestar.

Pero no todos los chocolates son iguales. Los hay desgrasados, con más azúcar que cacao, con edulcorantes como acetosulfame o esteviósidos que inducen a la resistencia a la insulina y también hay otros más saludables, con un 12 % de azúcar, con estevia natural o directamente sin azúcar. En el apartado de recetas te enseño a elaborar tus propios chocolates.

Debes evitar el chocolate con leche. Los estudios describen los beneficios del chocolate negro, tanto para adelgazar (aumentando el metabolismo) como para mejorar el estado de ánimo y por sus propiedades cardiotónicas. Las epicatequinas que contiene podrían ayudar a prevenir el cáncer.

El prestigioso neurocientífico, Will Clower, autor del libro *Eat chocolate, lose weight* (*Coma chocolate, pierda peso*), afirma que cuando se come 20 minutos antes y 5 minutos después de la comida y la cena, puede reducir el apetito hasta en un 50%. Otros estudios, indican que si se comen dos cuadrados de chocolate en el desayuno, se te quitan las ganas de comer otros dulces a lo largo del día.

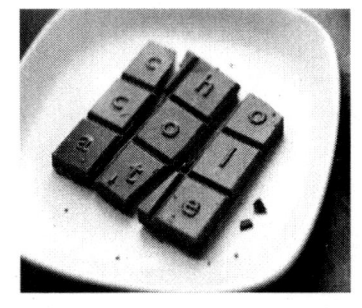

En resumen, las grasas son una forma excelente de poder perder peso. No tienes sensación de pasar hambre, incluso haciendo una dieta hipocalórica que, por sí sola, no provocaría cambios significativos de pérdida de peso, excepto al principio. Si a la dieta hipocalórica le añadimos grasas de aguacate, coco o ghee, conseguiremos los resultados esperados durante más tiempo. Otra posibilidad es una dieta basada en la alimentación consciente, en la que consumiremos los carbohidratos en forma de frutas, tubérculos y verduras, También se pueden añadir legumbres y cereales antiguos o sin gluten como el teff, el alforfón, el trigo sarraceno y la quinoa una vez a la semana cada uno de ellos, en pequeñas cantidades.

La alimentación consciente consiste en seguir las sensaciones de nuestro organismo. Se trata de conectar nuestro sistema digestivo y nuestro cerebro, disfrutar de cada bocado y saber en qué momento ya hemos comido lo necesario.

Si comemos de forma correcta no tendremos sensación de pesadez ni nos quedaremos con hambre después de haber comido. Es más, comer de forma correcta con una buena dosis de grasas saludables nos hará olvidar los tentempiés de media mañana y media tarde.

Si añadimos ejercicio físico, la pérdida de peso está asegurada, aunque a veces esta no se refleja en la báscula, que es un aparato bastante incompetente para darse cuenta de que quien está subido a ella está intercambiando grasa por músculo. Pero sí apreciarás una reducción de volumen, que se verá reflejada en la holgura de los pantalones o en el cambio en el agujero del cinturón.

Por otro lado, no hay que olvidar que las dietas para perder peso o mejorar la composición corporal, deben ser fáciles de seguir y ricas o gustosas. El aceite, el aguacate, el coco, mantequilla o los frutos secos, son alimentos incomparables que hacen más apetitosos nuestros platos.

9

GRASAS Y REGULACIÓN HORMONAL

Las grasas son un gran aliado de la regulación hormonal, tanto en mujeres como en hombres. Quizá por eso, la disminución del consumo de las grasas buenas en las mujeres –además de los xenobióticos y químicos ambientales– está afectando en gran medida a su desregulación y alteración hormonal.

Testosterona: no solo es cosa de hombres

Al disminuir la ingesta de aceite de oliva reducimos la producción de testosterona. La testosterona es importante en hombres y mujeres, por diferentes motivos. En mujeres ayuda a una buena salud ósea, a unos buenos niveles de estrógenos y musculatura y, además, evita que disminuya la libido. En hombres produce efectos en su musculatura, evita la alopecia androgénica y el agrandamiento de la próstata a partir de media edad.

Si los testículos de los hombres (células de Leydig) y las glándulas suprarrenales, y los ovarios de las mujeres no producen suficiente testosterona pueden aparecer los siguientes síntomas:

- Baja energía.
- Apatía sexual.
- Falta de fuerza muscular.
- Presión arterial alta y mayor riesgo cardiovascular.

Además, los hombres producen otra hormona, la DHEA (dehidroepiendrosterona), muy importante para la salud de la próstata y para evitar la disfunción eréctil. La producción disminuye con la edad y por eso se debe poner especial atención cuando se pasa de los cincuenta. A menores niveles de DHEA, más problemas prostáticos y de disfunción eréctil.

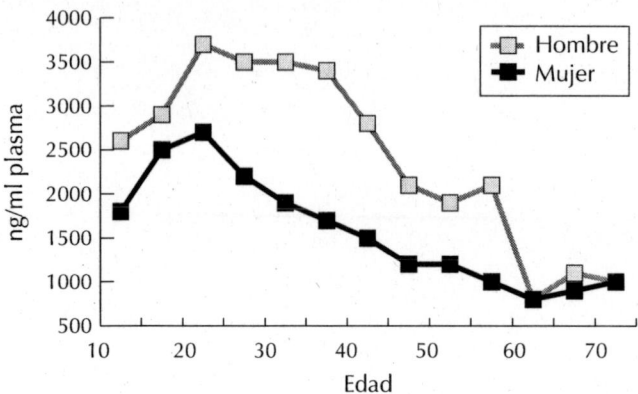

Relación entre los niveles de DHEA y la edad, en hombres y mujeres.

Estrógenos: ni bajos ni demasiado altos

Los estrógenos son clave para la mujer en su desarrollo sexual, en su ciclo ovárico y en la salud de sus huesos y de su cerebro.

Los niveles de estrógenos bajarán si no se consumen grasas, pues no habrá suficiente testosterona, para producirlos.

↓ GRASAS = ↓ TESTOSTERONA = ↓ ESTRÓGENOS

Por el contrario, los niveles altos de disruptores endocrinos que provocan los contaminantes de los alimentos aumentan en exceso los estrógenos, provocando reacciones exacerbadas del sistema hormonal: dolor menstrual, sangrado excesivamente abundante y síndrome premenstrual muy acentuado. Aunque es normal que el 75% de las mujeres tengan cambios emocionales en la menstruación, ya sabemos gracias a estudios como «El impacto de los estrógenos en las emociones: un estudio neurocientífico, psicológico y endocrino», realizado en la Universidad de Pekín, que los estrógenos pueden mejorar o empeorar los estados de ánimo femeninos.

Y aún peor, unos niveles de estrógenos elevados dificultan que las mujeres puedan quedarse embarazadas, e influyen en la calidad de los espermatozoides y en el desarrollo de mamas en los hombres.

Por esta razón, introducir grasas no ecológicas en tu dieta, sería un gran error. No sólo debemos cuidar nuestra alimentación, las sustancias para la higiene corporal que aplicamos a la piel son tanto o más peligrosas: toallitas desmaquilladoras, toallitas íntimas, toallitas infantiles, cremas de maquillaje, jabones, suavizantes, tintes para el pelo, anticonceptivos, DIU, tabaco…

↑**CONTAMINANTES** = ↑ **DISRUPTORES** = ↑ **ESTRÓGENOS**

Hay síntomas que pueden darnos pistas de que los niveles de estrógenos están demasiado elevados: dolores de cabeza, irritación sin causa aparente, dolores articulares o musculares, problemas digestivos, bolsas en los ojos al levantarse o padecer de frío en exceso.

En estos casos, revisa tu carga de toxicidad habitual, reduce en tu dieta el consumo de alimentos como el trigo, los lácteos de vaca o el azúcar, pues ocasionan un aumento del nivel de los estrógenos, y potencia el consumo de remolacha y crucíferas combinadas con el pescado azul pequeño.

Progesterona y chocolate

Otra hormona que va ligada a los estrógenos y las grasas es la progesterona que, al igual que los estrógenos, ayudará a la maduración de la mujer y regulará la segunda fase del ciclo menstrual. Además, será clave en caso de embarazo para que no se produzcan abortos a lo largo del mismo.

La falta de progesterona también puede generar problemas de infertilidad y síntomas muy claros en los momentos anteriores a la menstruación, en forma de nerviosismo, irritabilidad e incluso ansiedad. Esa es la razón de que muchas mujeres necesiten comer chocolate o alimentos calóricos o grasos cuando están a punto de menstruar.

Otros síntomas al respecto son reglas irregulares, insomnio a pesar del cansancio, sangrado excesivo combinado con dolor mamario, lapsus de memoria asociados al ciclo menstrual y sofocos o aumentos de temperatura no asociados a la menopausia.

MENSTRUACIÓN + ↓ **PROGESTERONA** = **CHOCOLATETERAPIA**

Aldosterona y cortisol

La aldosterona es la hormona responsable de equilibrar las sales y el agua en el organismo con la ayuda del riñón, y comparte con el cortisol que ambas derivan del colesterol y se fabrican en la corteza que hay en la zona superior de los riñones. Garantizar los niveles de grasa en la dieta y de colesterol en sangre, garantiza los niveles de aldosterona. Es una hormona clave en la regulación de la tensión arterial (con el sistema renina-angiotensina), así como en la promoción de acciones proinflamatorias.

Si cuando te levantas después de estar sentado sueles sentir mareo o descenso de la presión arterial (hipotensión ortostática), es posible que los niveles de aldosterona, estén por debajo de lo normal.

El cortisol elevado de forma puntual no es un problema, sino todo lo contrario, es vital, pues nos ayuda a reaccionar para huir del peligro. Sin embargo, cuando se mantiene elevado en el tiempo produce efectos negativos: ansiedad, nerviosismo, esterilidad, astenia o fatiga, pérdida de concentración, inflamación o disminución de la fuerza del sistema inmune.

Como ya expliqué al describir por qué no funciona la teoría de las calorías, cuando padecemos de estrés no es posible perder peso y el responsable de ello es el cortisol. El cortisol impide que se libere grasa de nuestro cuerpo, ya que estimula la producción de glucosa, como «combustible preferente». Este fenómeno se acentúa aún más si no descansamos un mínimo de 7-8 horas.

Los niveles elevados de cortisol nos llevan a comer grasas malas y azúcares, y favorecen por tanto la acumulación de grasa abdominal. Si escoges grasas sanas tus niveles de cortisol se podrán reducir, pero si seleccionas alimentos que llevan azúcar, refinados o grasas malas, entrarás en un bucle de estrés permanente del que será más difícil de salir y además tu tripa será cada vez más prominente.

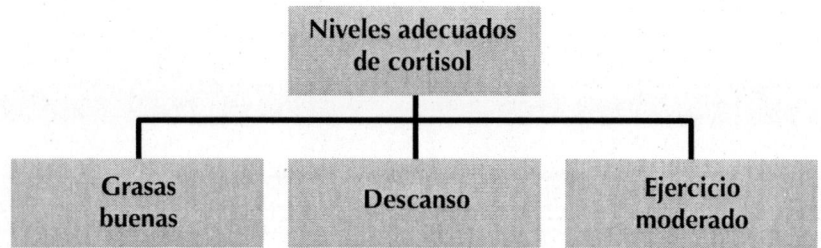

Ecuación del cortisol bien regulado.

La combinación de alimentos grasos con proteínas es la mejor opción para ayudar a disminuir el cortisol elevado: pescado azul pequeño, carnes grasas como el secreto ibérico o el magret de pato, frutos secos, huevos.

También el ejercicio será clave en el proceso de regulación de esta hormona; a más ejercicio, mayor regulación del cortisol. El ejercicio moderado puede ayudar a hacer entender a tu cuerpo que ya pasó el peligro y que se puede volver a la calma. Al hacer ejercicio, las pulsaciones y la adrenalina aumentan para llevar energía a los músculos, igual que sucedería al intentar escapar de un peligro. Cuando finalicemos el ejercicio, las endorfinas nos ayudarán a la vuelta a la calma, igual que lo haría darnos cuenta de que el peligro ya pasó.

En resumen, las grasas son claramente las grandes aliadas de la salud hormonal. No ingerir una buena cantidad de grasas buenas tendrá un impacto negativo en nuestra salud, más aún a partir de los cuarenta años, tanto en hombres como en mujeres, aunque los efectos son más contundentes en ellas que, además, son las que, paradójicamente, más restringen las grasas y más acusan las interacciones con químicos ambientales.

La DHEA (o la dehidroepiandrosterona) deriva del colesterol y ayuda a producir testosterona y estrógenos, y es un indicador de salud emocional y sexual. Además también mejora la piel, previene y corrige la osteoporosis y reduce la infertilidad.

Una dieta alta en grasa puede corregir los niveles bajos aunque se puede suplementar bajo las indicaciones de un nutricionista o médico integrativo (Kirby DJ, Buchalter DB, Anil U, Leucht P. *DHEA en los huesos: el papel en la osteoporosis y la curación de fracturas.* Arco Osteoporos. 2020;15(1):84. doi:10.1007/s11657-020-00755-y).

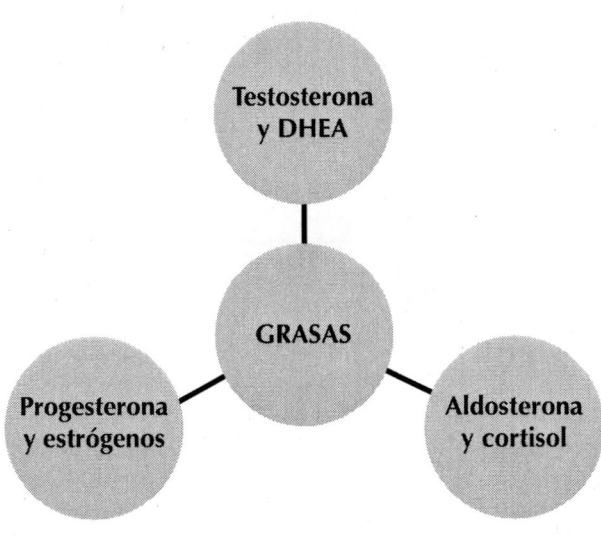

Insulina

Un nivel elevado de insulina no es un indicador saludable. Si consumimos en exceso azúcares, cereales, lácteos, refrescos o repostería, nuestros niveles de glucosa en sangre aumentarán y también nuestros niveles de insulina.

Cuando potenciamos en nuestra dieta el consumo de alimentos que se transforman en azúcar, los picos de insulina son más acentuados y dan lugar a una situación menos estable, ya que cuando se produce la bajada de insulina y esta se normaliza, se activa la ansiedad por volver a comer de nuevo alimentos que nos vuelvan a proporcionar una buena dosis de azúcar.

Esta situación favorecerá el aumento de peso, la resistencia a la insulina y un estado proinflamatorio o de inflamación crónica de bajo grado. En cambio, cuando potenciamos las grasas en nuestra dieta habitual, nuestros niveles de insulina no aumentan, porque las grasas no producen un aumento de azúcar o glucosa en la sangre. Esto se traduce en una menor acumulación de grasa en el cuerpo y menos inflamación.

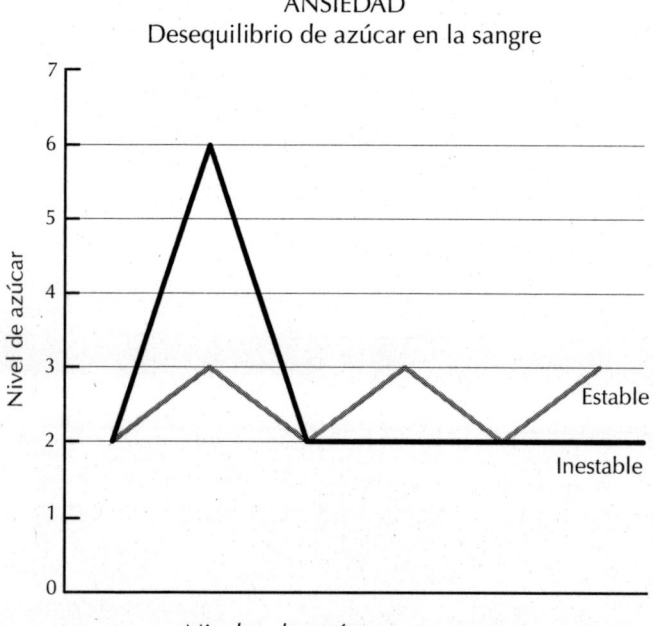

Niveles de azúcar en sangre.

Tener niveles de insulina elevados durante un tiempo más o menos prolongado es el principio de una cadena de desajustes hormonales que acabarán, con casi toda probabilidad, en desórdenes inmunológicos más graves.

Dopamina

Es la hormona de la recompensa, la que estimula el apetito después de hacer mucho ejercicio, después de una situación estresante, después de detectar olores a comida o ver alimentos sabrosos. Los picos de dopamina, nos llevan inevitablemente a comer cualquier cosa, normalmente alimentos muy dulces y poco saludables. La dopamina se activa de forma importante, cuando nuestra sangre está en hipoglucemia reactiva.

La hipoglucemia reactiva se produce después de haber ingerido una dosis importante de azúcar. Supongamos que nos hemos comido un paquete de galletas o unas tostadas con mermelada. Inmediatamente la sangre empezará a recibir glucosa en cantidades elevadas, y se producirá la correspondiente reacción de la insulina y de la serotonina, así como de las endorfinas pospandriales que nos harán sentir muy a gusto. Cuanto más comamos más serotonina y endorfinas produciremos.

Después de una hora, la glucosa en sangre prácticamente habrá desaparecido, al igual que la sensación de placer y recompensa que nos habían proporcionado las galletas o las tostadas. Vamos camino a la hipoglucemia.

En ese momento se volverá a activar la dopamina haciendo que por tu cabeza vuelvan a aparecer imágenes de alimentos inadecuados: pizza, bollería, más galletas… y cuando piques de nuevo, habrás entrado en el círculo vicioso de la falsa recompensa y la dopamina.

Esto no ocurrirá si los alimentos son ricos en grasa, pues la dopamina se «relaja» cuando en nuestro torrente sanguíneo hay cuerpos cetónicos, que provienen de las grasas buenas que hayamos ingerido. Dicho de otra manera, si comemos grasas la dopamina tardará más tiempo en hacernos pensar en alimentos, porque las grasas nos saciarán más y nos evitaran las hipoglucemias demasiado pronunciadas.

Oleiletanolamida o la hormona de la grasa marrón

Se trata de una hormona producida por el intestino que tiene efecto en la sensación de saciedad. Además, contribuye a que el organismo genere calor (efecto termogénico). Este mecanismo se debe a que la oleiletanolamida tiene la capacidad de transformar la grasa blanca en grasa parda o marrón, que es un tipo de grasa que interesa potenciar.

¿Por qué nos interesa tener grasa parda o marrón?

La grasa blanca es una grasa de bajo coste de mantenimiento. La tenemos como reserva que se acumula por excesos cometidos en la alimentación. Es responsable de liberar citoquinas inflamatorias IL-6 y el factor de necrosis tumoral (TNFα) y, por si fuera poco, incrementa la probabilidad de padecer ateroesclerosis e hipertensión. La grasa blanca altera el equilibrio de regulación adiposa por parte del cerebro y hace aumentar la enzima aromatasa, facilitando que engordemos con mayor facilidad. Cuanta más aromatasa, más facilidad de engordar o de no perder peso.

En cambio, la grasa parda, tiene un coste de mantenimiento elevado; cuanta más se tiene, más fácil es mantener el peso y no engordar. Mantiene protegidos a nuestros órganos de los cambios externos de temperatura y genera calor interno. Asimismo fomenta el aumento de la producción en sangre de óxido nítrico (NO), responsable de mejorar la circulación sanguínea y prevenir la hipertensión arterial.

Volviendo a la oleiletanolamida, hay diversos alimentos que estimulan su producción, según las conclusiones de un estudio realizado por el Centro de Investigación Biomédica en Red de la Fisiopatología de la Obesidad y Nutrición (CIBEROBN):

- Aguacate.
- Aceite de oliva.
- Frutos secos.

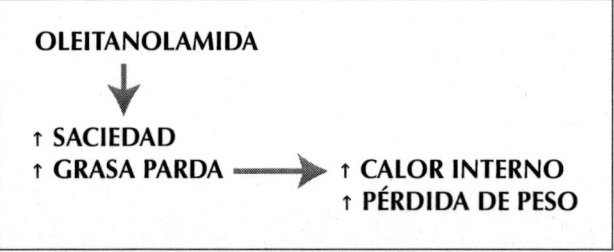

Este mecanismo de actuación no ha pasado desapercibido entre la comunidad científica, y ya se están buscando los medios de potenciar este efecto con fórmulas y patentes, a fin de sacar partido al gran negocio de la pérdida de peso.

10

GRASAS ANTIINFLAMATORIAS Y ANTICANCERÍGENAS

Ya hemos destacado la importancia del equilibrio entre grasas W6 (AA-acido araquidónico) y W3 (EPA). Los eicosanoides (partículas grasas) que se generan en el cuerpo son diferentes, en función de que procedan de los W6 o de los W3. Los tromboxanos y los leucotrienos son ambos eicosanoides, pero unos serán proinflamatorios y los otros antiinflamatorios, unos serán vasoconstrictores y los otros vasodilatadores.

Eicosanoides derivados del AA y del EPA

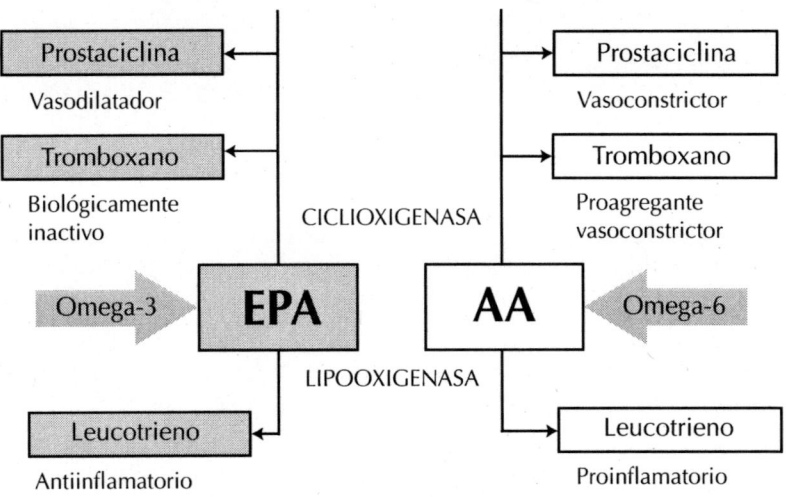

Transformación de los dos tipos de ácidos grasos gracias a la acción de las enzimas lipooxigenasa y cicliooxigenasa. www.scielo.cl.

Lo más positivo de este mecanismo es que, cuando introducimos más grasas W3 en nuestra dieta, las enzimas tienen más afinidad por los ácidos grasos EPA y se activará de forma eficaz la recuperación de un proceso inflamatorio que ha sido fomentado por un desequilibrio en el tipo de grasas consumidas. Rápidamente se podrán advertir los beneficios.

Veamos el caso de alguien que esté consumiendo a diario alimentos con azúcar añadido, productos de bollería industrial que contienen grasas hidrogenadas o margarinas, pan refinado, cacahuetes, semillas de girasol y aceite de sésamo. Además, bebe todos los días una cerveza y una copa de vino.

Esta situación es bastante común y es muy probable que dicho individuo ya padezca un estado de inflamación de bajo grado, con episodios continuos de molestias durante la menstruación si es una mujer, o una barriga prominente y dura si es un hombre. También podría tener dificultades para recuperarse de procesos inflamatorios ocasionados por traumatismos o infecciones. Cuando se introducen correcciones en la dieta, en forma de ácidos W3, el organismo actúa de forma inmediata para intentar enmendar esa situación desfavorable. Si los cambios en la dieta son duraderos, el cuerpo se recuperará totalmente.

Sin embargo, si esta situación de desequilibrio perdura, los tejidos inflamados pueden ser la antesala de los tumores. Ello se debe a que aumentan las interleuquinas (IL-6) o factores de necrosis tumoral (TNF), que van acompañados de un marcador inflamatorio, llamado proteína C reactiva (PCR).

La proteína PCR puede reducirse con un antioxidante que se encuentra en el aceite de oliva, el olecantal, cuyo mecanismo de acción sería similar al del ibuprofeno, e inhibiría la vía de la ciclooxigenasa y las prostaglandinas. Bastan 3 cucharadas y media de aceite de oliva para conseguir efectos analgésicos. Hay estudios que incluso afirman que el consumo habitual y abundante de aceite de oliva modifica la expresión genética que regula la inflamación.

Se especula que el consumo de aceite de oliva, además de producir cambios genéticos, podría ser la causa de la menor incidencia de cáncer en los países mediterráneos. Los antioxidantes del aceite de oliva modificarían positivamente aquellos genes responsables de promover ciertos tumores, de igual manera que lo hacen con los genes que regulan la inflamación, tal y como muestra un estudio del equipo de investigación biomédica del Hospital Doctor Josep Trueta de Girona. (*Mediterranean dietary traditions for the molecular treatment of human cancer: antioncogenic actions of the main olive oil's monounsaturated fatty acid oleic acid*, 18:1n-9.)

Otro alimento que puede ser útil contra el cáncer es el aguacate, que además de reducir los efectos negativos de la quimioterapia puede ser eficaz para reducir el tumor de próstata, con un extracto elaborado a partir de dicho fruto.

El aceite de coco puede mejorar la calidad de vida de las mujeres que reciben quimioterapia por un cáncer de mama.

Las grasas omega 3 pueden ser efectivas para prevenir determinados tipos de cáncer. Pueden reducir en más de un 50 % la aparición de cáncer de colon. También están asociadas a una menor incidencia de cáncer de mama en mujeres y de próstata en hombres.

La mantequilla de pasto puede prevenir tumores en general, gracias al contenido en ácido linolénico conjugado (CLA) y vitamina K2, así como tumores intestinales, gracias a su contenido en ácido butírico. No se debe abusar, 2 o 3 cucharas de mantequilla al día son suficientes, para obtener los beneficios que nos proporciona este sabroso manjar.

La dieta cetogénica ha demostrado en algunos estudios que mejora los efectos de la radioterapia. Otros estudios demuestran que los niveles elevados de cetosis ayudan a disminuir el crecimiento tumoral, e incluso provocar remisiones.

Aunque están claros los beneficios de estos alimentos y sus grasas para los problemas inflamatorios y cancerígenos, aún faltan más estudios para poder afinar mejor el uso de estos alimentos para las diferentes fases en las que podemos padecer un proceso patológico como los citados.

11

GRASAS Y DEPORTE: DIETA CETOGÉNICA

En las dietas que se recomiendan a las personas que realizan ejercicio físico, se tiende a cometer el error de potenciar en exceso la proteína. El consumo excesivo de proteína puede dar lugar a un aumento de purinas en sangre y llegar a provocar gota e incluso dañar al riñón de forma grave con valores superiores a 4,5-5 gramos de proteína/kilo. Cuando se ingieren grasas en abundancia acompañando la proteína disminuimos esta posibilidad, ya que la grasa aporta salud y fuerza a los riñones.

Además, las grasas son convenientes y necesarias en el ámbito deportivo, sobre todo las del coco o el aguacate, ricas en ácidos grasos de cadena media. Son altamente energéticas, capaces de mantener la masa muscular con dosis más bajas de proteína que en las dietas deportivas convencionales y combaten la fatiga. Un estudio (20) realizado en deportistas recreativos demostró una mejor adaptación al ejercicio de alta intensidad durante las 2 semanas de duración del experimento.

Si disminuyes las grasas de tus comidas, favoreces la reducción de la vitamina D de tu dieta, y hoy en día sabemos que esta hormona-vitamina, contribuye a formar más musculatura. Si haces ejercicio físico con una cierta intensidad de forma regular y ves que tu musculatura no mejora, revisa tus niveles de vitamina D.

¿Qué es la dieta cetogénica?

Es la dieta que produce cetosis, es decir, un aumento de la acetona y de sus compuestos derivados en la sangre. La cetosis es un estado perfectamente normal y tolerable para nuestro organismo. Nuestra especie está muy acostumbrada a seguir un régimen cetogénico durante largos periodos de tiempo.

La cetosis metabólica se produce cuando seguimos dietas bajas o muy bajas en carbohidratos y elevadas en grasas, que provocan la desaparición de glucosa en sangre al no ingerir apenas hidratos de carbono.

En esta situación, el organismo necesita activar la vía de las grasas para obtener energía. El hígado será el órgano responsable de transformar los ácidos grasos que se encuentran en nuestro organismo en cuerpos cetónicos, que a su vez se convertirán en nuestra nueva fuente de energía.

El hígado producirá cuerpos cetónicos cuando la insulina esté baja, sin presencia de glucosa, lo cual sucede en muchas ocasiones: durante el embarazo, en la infancia o cuando se siguen ayunos prolongados. En realidad, a las 16 horas de ayuno, ya se empieza a recurrir a la energía que nos aportan los cuerpos cetónicos que se derivan de los ácidos grasos de nuestras reservas.

El cerebro y otros órganos o partes del cuerpo pueden necesitar en momentos puntuales una cierta cantidad de glucosa. En una situación de cetosis el hígado fabricará pequeñas cantidades de glucosa a partir de proteínas para cubrir la demanda. Este mecanismo de acción de nuestro organismo se llama gluconeogénesis.

Los estudios demuestran que los ácidos grasos de cadena media tienen efectos muy positivos en dietas bajas en carbohidratos, pues serían la energía a utilizar en vez de la glucosa. El aceite de coco sería una excelente opción para proporcionar energía al deportista.

Muchas personas, incluidos profesionales de la salud, confunden la cetosis con la cetoacidosis, una situación metabólica muy delicada y peligrosa que nada tiene que ver con la cetosis natural que he descrito. La cetoacidosis, es una situación patológica en la que los niveles de cetonas y glucosa en sangre están muy elevados. La sangre se vuelve extraordinariamente ácida, a un nivel que puede llegar a ser mortal. La cetoacidosis afecta sobre todo a diabéticos y alcohólicos.

Los beneficios terapéuticos de una dieta cetogénica van más allá de mejorar los resultados deportivos en las personas que practican ejercicio físico. La dieta cetogénica mejora los indicadores asociados a cardiopatías, tal y como muestra un estudio de 2002 (12), así como la resistencia a la insulina en diabéticos tipo 2, llegando a conseguir que se reduzca por completo la medicación en muchos casos (13).

Asimismo mejora el síndrome metabólico, reduciendo la grasa del vientre, los triglicéridos y la presión arterial (14), así como la calidad de vida de pacientes con Alzheimer en un estado inicial (15).

La dieta cetogénica se utiliza también en procesos cancerígenos cerebrales (16), ya que interrumpe el suministro de glucosa a las células tumorales. La glucosa es el principal alimento de las células tumorales y al disminuirse sus niveles las células tumorales se debilitan y disminuyen en número pues se quedan sin sustento. También fueron esperanzadoras las mejoras obtenidas en la enfermedad de Parkinson (17) con una dieta elevada en grasas a lo largo de 28 días.

Los efectos de la dieta cetogénica en la epilepsia son conocidos desde que en 1920 se empezó a utilizar en pacientes que no respondían a los tratamientos convencionales. Muchos niños con epilepsia redujeron de forma espectacular las convulsiones y algunos se llegaron a curar por completo.

He podido comprobar personalmente las mejoras que produce una dieta cetogénica en pacientes que han acudido a mi consulta con las primeras señales de demencia senil, problemas de memoria y despistes que no tenían antes. Con tan solo dos meses de dieta, según los propios afectados, las mejoras han sido notables y satisfactorias. Finalmente, mencionar que también se observan resultados a nivel cutáneo en forma de mayor elasticidad y tersura de la piel, así como mejoras en casos de acné.

Pero volvamos a la dieta cetogénica y el deporte. Cuando practicas ejercicio, uno de los resultados que esperas obtener es la reducción de grasa y el aumento o mejora de la musculatura. La dieta cetogénica goza de soporte científico por lo que respecta a la reducción del peso. Hay diversos estudios que comparan las dietas bajas en grasas con las dietas altas en grasas y bajas en carbohidratos, y en la mayoría salen ganando estas últimas.

Aun suponiendo que las dietas bajas en grasa y con carbohidratos también fuesen efectivas para perder peso, la dieta cetogénica aporta ventajas. Dejas de ser un esclavo de la comida pues, gracias a los bajos niveles de ghrelina (hormona del hambre) debidos a la presencia de cuerpos cetónicos en sangre, tenemos menos hambre. Otra ventaja significativa es no tener que contar calorías, una verdadera pesadilla que llega a obsesionar a los que realizan la dieta convencional, ¡algunos hasta llegan a contar las calorías del aire que respiran!

Ejemplo de dieta cetogénica

Una dieta cetogénica incluirá entre 20 y 50 gramos de carbohidratos como máximo. Recomiendo que para una mejor adaptación se empiece con 50 gramos y se vaya disminuyendo progresivamente la cantidad hasta llegar a los 20 gramos. También recomiendo que, una vez que estés adaptado/a, rompas de vez en cuando la dieta con 20 gramos de carbohidratos y los aumentes de nuevo hasta los 50 gramos. Tu organismo funcionará perfectamente y tú no te obsesionarás con estar permanentemente anclado en los 20 gramos.

El consumo de proteínas no debe ser muy elevado, pues entonces no se produciría la cetosis de forma correcta. Si ingerimos más de 1,2 gramos de proteína por kilo de peso, el organismo obtendrá glucosa de la proteína sobrante, aunque esto es muy relativo, pues la cantidad de ejercicio puede hacer que disminuyan los niveles de glucosa en sangre.

También debes romper la cetosis si tus sensaciones no son buenas. Pasadas 48 horas, puedes volver a iniciarla. Hay que tener en cuenta que cada persona se adapta de forma diferente a la dieta cetogénica. Hay personas que hasta que no transcurren 2 meses no sienten la necesidad de romper la dieta, y también hay personas que llevan 16 años en cetosis permanente sin ningún problema.

Otra regla que se debe intentar cumplir es que cada ingesta principal contenga al menos 60 gramos de grasa. De esa forma nos aseguramos de que el organismo recurra siempre a la grasa para obtener energía.

Alimentos clave de la dieta cetogénica:

Grasas saludables:

- Aceite de coco.
- Ghee o mantequilla de pasto.
- Semillas.
- Frutos secos.
- Aceite de oliva.
- Huevos ecológicos o de gallinas criadas en libertad.
- Embutido de buena calidad.
- Pescado azul.

La dieta cetogénica también permite la ingesta de verduras bajas en carbohidratos, tales como:

- Col lombarda.
- Coliflor.
- Brócoli.
- Coles de Bruselas.
- Col rizada.
- Pack choi.

- Repollo.
- Berzas.
- Apio.
- Espinaca.
- Espárragos.
- Acelgas.

Las fuentes de proteínas de una dieta cetogénica provienen generalmente de:

- Carnes de animales criados con pasto.
- Aves de corral alimentados con grano orgánico.
- Animales en libertad (caza).
- Pescados y mariscos.
- Lácteos fermentados ecológicos de cabra u oveja.
- Lácteos orgánicos crudos –con toda la grasa– de cabra u oveja.

Veamos a continuación dos ejemplos de dieta cetogénica, uno con 50 gramos de carbohidratos y otro con 20 gramos de carbohidratos.

Menú con 50 gramos de carbohidratos

Desayuno

- ➤ 1 vaso de leche de coco (sin azúcar) con cacao puro sin desgrasar, jengibre y canela en polvo, al gusto. 1 cucharada sopera de aceite de coco.
- ➤ Tortilla de tres huevos ecológicos con manzana y canela en polvo.
- ➤ ½ aguacate con nueces (4-5).

Total = 8,7 gramos de carbohidratos y 64,7 gramos de grasas buenas. A media mañana (opcional):

- ➤ Coco fresco o 30-40 gramos de frutos secos (almendras).
- ➤ Total = 3 gramos de carbohidratos y 21,3 gramos de grasas buenas.

Comida

- ➤ Ensalada de hojas verdes y brotes tiernos. 250 gramos de apio, escarola, rúcula, canónigos, col rizada, espinaca, acelga, etc., con aceitunas, semillas de sésamo y ½ aguacate. Aliño de aceite con especias maceradas (4 cucharas soperas).

➢ Secreto de cerdo ibérico (100-200 gramos) con espárragos (150 gramos) salteados con ajo y perejil.

➢ Infusión herbal con 1 cucharada de postre de ghee.

Total = 16,2 gramos de carbohidratos y 103 gramos de grasas buenas.

Merienda

➢ Batido de aguacate, leche de coco y canela.

Total = 2,2 gramos de carbohidratos y 18,5 gramos de grasas buenas.

Cena

➢ Verduras salteadas (calabacín, berenjena, ajo tierno, col rizada y brócoli) con panceta y pimienta de cayena.

➢ Salmón salvaje o ecológico y endivias con mayonesa casera.

➢ Infusión con 1 cucharada de postre de ghee.

Total = 8,3 gramos de carbohidratos y 51,5 gramos de grasas buenas.

Menú con 20 gramos de carbohidratos

Desayuno

➢ 1 vaso de leche de coco (sin azúcar) con cacao puro sin desgrasar, jengibre y canela en polvo, al gusto.

➢ Tortilla con tres huevos ecológicos, medio aguacate y una cucharada y media sopera de aceite.

➢ Panceta ibérica a la plancha (60 gramos).

Total = 2,7 gramos de carbohidratos y 62,5 gramos de grasas buenas. A media mañana (opcional):

➢ 40 gramos de frutos secos (almendras) y 50 gramos de jamón ibérico.

Total = 1,2 gramos de carbohidratos y 26,3 gramos de grasas buenas.

Comida

- Ensalada de hojas verdes y brotes tiernos de escarola, rúcula, canónigos, col rizada, espinaca, acelga, etc., con aceitunas, semillas de sésamo y ½ aguacate. Aliño de aceite con especias maceradas (4 cucharas soperas).
- Magret de pato (100-200 gramos) con alcachofas (150 gramos) salteadas con salsa pesto.
- Infusión con 1 cucharada de postre de ghee.

Total = 11,6 gramos de carbohidratos y 64,7 gramos de grasas buenas.

Merienda

- Aguacate pequeño y jamón ibérico (100 gramos).

Total = 0,4 gramos de carbohidratos y 23,5 gramos de grasas buenas.

Cena

- Espinacas salteadas (200 gramos) con piñones y huevo.
- Sardinas a la plancha (o al horno para evitar olores) y escarola (100 gramos). 4 cucharadas soperas de aceite oliva.
- Infusión con 1 cuchara de postre de Ghee.

Total = 2,6 gramos de carbohidratos y 65,6 gramos de grasas buenas.

Nota:

Los gramajes son aproximados, pero las proporciones de alimentos son importantes. Si no respetas la cantidad de verdura o proteínas recomendadas, corres el riesgo de tomar exceso de proteína o poca fibra.

Si consumes poca proteína, perderás menos peso, consumirás tu propio músculo y acumularás más grasa blanca (WAT).

Cuando se sigue una dieta cetogénica, el consumo de proteína y sal ha de ser constante, si queremos obtener buenos resultados. 1,2 gramos de proteína por kilo de peso y por lo menos más de 3 gramos de sal integral de roca o marina añadida, pues se pierde mucha con la dieta. De lo contrario, se corre el riesgo de desequilibrio electrolítico. Se recomienda suplementar con magnesio y potasio para evitar calambres.

Posibles inconvenientes de la dieta ceto

En algunos casos, y al cabo de un tiempo, la dieta cetogénica puede originar algunos problemas: estreñimiento, fatiga, dolor de cabeza, mal aliento o colesterol elevado. Normalmente, son problemas pasajeros. La fatiga y el dolor de cabeza suelen aparecer entre las 48 horas y la semana inicial. El cerebro y los músculos se «quejan», ya que tienen que adaptarse a una situación a la que no estaban acostumbrados. De todas formas, es normal que necesiten un periodo de adaptación, antes usaban un tipo de combustible y ahora tienen que emplear otro distinto.

El mal aliento tarda más en desaparecer y en algunos casos no desaparece del todo. El colesterol elevado no tiene por qué ser un problema, aunque se debe valorar, tal y como he explicado en un capítulo anterior.

Se debe evitar, en parte, la dieta cetogénica, sin renunciar a las grasas buenas, pero sin ser tan restrictivos con los carbohidratos, ante determinadas patologías: lipidosis o trastornos metabólicos de las grasas, enfermedad de Gaucher, enfermedad de Niemann-Pick, enfermedad de Fabry, enfermedad de Farber o gangliosidosis.

Patologías que mejoran con la dieta cetogénica:

- Enfermedad de Crohn.
- Enfermedad de Lyme.
- Fenómeno de Raynaud.
- Candidiasis crónica.
- Síndrome de fatiga crónica.
- Distimia.
- Epilepsia.
- Autismo.
- Parkinson.
- Alzheimer.
- Trastorno por déficit de atención.

12

GRASAS Y SALUD EMOCIONAL

«**M**ás grasas y menos antidepresivos» debería ser el lema a promocionar en todo centro de salud, o lo que es lo mismo pero más concretamente, «Más EPA (W3) y menos Prozac».

En un estudio realizado en 2008 se compararon dos tipos de tratamiento de depresión grave en 48 pacientes durante 4 semanas. A unos pacientes les administraron 1 gramo de EPA y a otros 20 miligramos de fluoxetina (Prozac). Los resultados mostraron un grado de eficacia similar en los dos grupos, aunque hay que tener en cuenta los posibles efectos secundarios de la fluoxetina, que pueden llegar a ser tan graves como el suicidio, lo que no sucede con un tratamiento con EPA. El estudio concluye que la combinación de los dos tratamientos ofrecía aún más eficacia.

En general, hay toda una serie estudios que demuestran que aquellos que consumen más ácidos grasos W3 tienen menos depresiones, tal y como demuestra una revisión del 2007 (18).

En cuanto a la relación del colesterol –un combustible esencial para las neuronas– y la salud mental o neuronal, según varios estudios (20) (21), los niveles bajos de colesterol están relacionados con una mayor probabilidad de padecer depresión y trastornos neurológicos.

Según otros estudios, existe correlación –no causalidad– entre el consumo de grasas W6 y la agresividad y violencia que pueden desarrollar las personas que las consumen habitualmente.

También se puede observar que, en determinadas poblaciones, al aumentar el consumo de W6 han aumentado también las hostilidades y los conflictos, tanto con otras poblaciones como entre los mismos habitantes de la población. Aunque no se haya demostrado que el consumo de W6 es la causa principal de estos cambios de conducta, hay muchas coincidencias y sospechas fundadas de que podría ser así.

En la figura de abajo se puede ver la evolución comparativa del consumo de aceites de semillas ricas en W6, con el número de muertes por homicidio por cada 100.000 habitantes en los últimos 50 años. En el momento en que se consumen los mínimos de grasa W6 (1-2 %), se produce 1 homicidio por cada 100.000 habitantes. Al llegar a un consumo del 5 %, los homicidios aumentan hasta 5 por cada 100.000 habitantes, y en los valores máximos de 9% de ácido linoleico o W6, los homicidios alcanzan la cifra de 10 homicidios por cada 100.000 habitantes.

Son cifras y coincidencias que dan que pensar y, por tanto, se debería seguir investigando para determinar si existe causalidad o bien hay que descartarla.

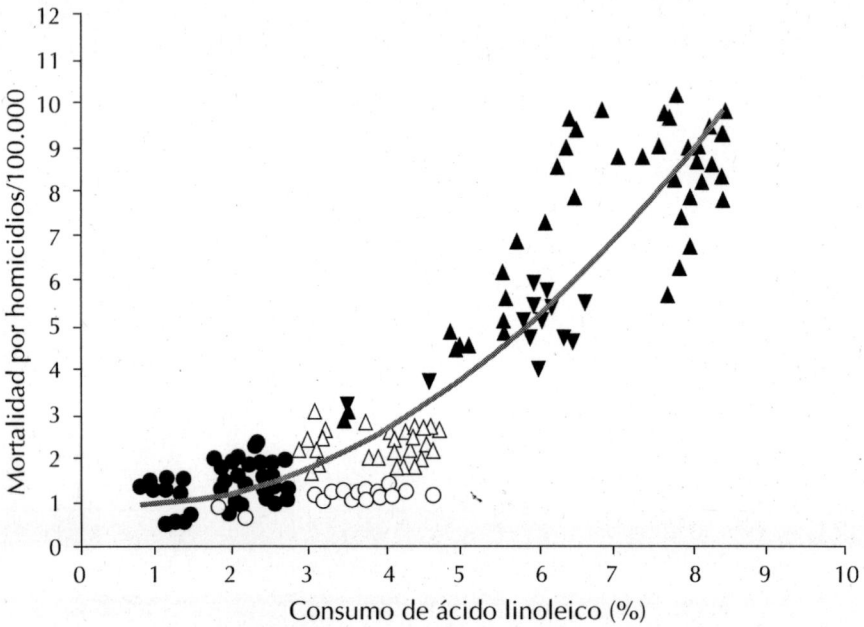

Tasas de homicidios y consumo de ácido linoleico (W6) en cinco países occidentales, entre 1961-2000.

13

RECETAS Y MENÚS PARA UNA DIETA SALUDABLE

En este capítulo se pretende recuperar platos que han ido desapareciendo de nuestras mesas por sus connotaciones injustamente negativas, o platos que incorporan algún tipo de grasa para mejorar sus propiedades nutricionales, o simplemente ideas para que puedas incorporar grasas buenas a tus menús. Con otras propuestas ahorraremos dinero, al poder preparar alimentos o bebidas que en la tienda te supondrían un gasto económico mayor.

Ejemplos de recetas con grasas saludables

Ghee

Para elaborar un ghee casero de calidad necesitaremos de 1 a 3 paquetes –es mejor hacer una buena cantidad, pues se puede guardar mucho tiempo en el frigorífico– de 250 gramos de mantequilla de pasto o ecológica.
El procedimiento a seguir es el siguiente:

✓ Calentaremos la mantequilla en un cazo o cazuela a baja temperatura. Mi consejo para acelerar el proceso es remover continuamente con una cuchara de madera. De este modo, evaporaremos el agua de la mantequilla más rápidamente y evitaremos que se queme.
✓ Cuando espumee, baja el fuego y retira la capa espumosa, hasta que deje de espumear y entonces apaga el fuego.
✓ Vuelve a encender el fuego a media potencia, hasta que hierva.
✓ Reduce el fuego al mínimo cuando el hervor sea intenso y sigue removiendo para que no se pegue en la cazuela, hasta conseguir una

espuma clarita en la superficie y abajo un líquido que recuerda al color marrón del caramelo líquido.

✓ Apaga el fuego y remueve un poco hasta que la temperatura baje ligeramente. Filtra con un paño y coloca el ghee en un bote de vidrio.

✓ En el bote de vidrio puedes añadir a tu gusto alguna especia como cúrcuma, jengibre, ajo, perejil o curry en polvo, para que el ghee tenga más propiedades medicinales. Con el ghee recién colado y aún caliente, remueve bien las especias para que queden lo mejor repartidas posible y ya tienes ghee para un montón de tiempo.

Leche de coco casera

Tan solo debes triturar coco rallado en 500 ml de agua, colarlo y volverlo a triturar en otro vaso con agua. Volver a filtrar y escurrir bien y guardar la leche de coco en el frigorífico. La fibra que te sobre la puedes aprovechar para otras recetas. Esta receta, es de las que te suponen un buen ahorro ya que en la tienda te costará el doble.

Leche de almendras casera

Remoja toda la noche 100 gramos de almendras. Escúrrelas y quítales la piel. Ponlas en el vaso triturador con agua y tritura. Filtra con una malla y repite la operación, añadiendo agua a la fibra que te quedó en la malla. Con estas proporciones, suelo producir un litro de leche de almendras. Añade canela a tu gusto y guarda la leche en el frigorífico, no más de tres días. Si la prefieres dulce, sólo tienes que añadir 6 dátiles que hayan estado en remojo un par de horas al triturado inicial de las almendras. Otra buena receta para ahorrar dinero.

Salsa de ajo y kéfir con cilantro

➤ 200 ml de kéfir de cabra.
➤ 1 o 2 ajos.
➤ Un puñado de cilantro.

Pon todos los ingredientes en el vaso triturador y pulsa el botón durante un par de minutos, hasta que la mezcla quede homogénea. Si la prefieres menos espesa, puedes añadir agua hasta que tengas la consistencia que desees.

Salsa bechamel paleo

- 1 cebolla mediana.
- 2-3 cucharadas soperas de harina de almendra.
- 2 cucharadas soperas de ghee.
- ½ vaso de caldo de pollo.
- Sal marina y nuez moscada.

Pica bien fina la cebolla y ponla en la sartén a fuego bajo con el aceite y el ghee hasta que empiece a dorarse. Añade la harina de almendra y la nuez moscada, removiendo hasta que todo quede bien mezclado. Vierte poco a poco el caldo y remueve hasta que tenga la textura que te guste, añadiendo previamente la sal marina. Esta bechamel está para chuparse los dedos, pero no es de color blanco, que conste. Tiene un color terroso, así que no la esperes blanca y radiante como una novia…

Crema guacamole

- 2 aguacates.
- 4 tomates pequeños y maduros.
- 1 cebolla.
- Zumo de lima o limón.
- Cilantro.

Macera la cebolla 10 minutos en limón, corta los tomates en dados pequeños, tritura los aguacates con el zumo de la lima y la cebolla macerada y un poco de sal y cilantro. Cuando tengas la crema lista, mézclala con los dados de tomate y corrige la acidez añadiendo más zumo de lima si lo deseas. Úntala en alimentos vegetales o ponla encima de ensaladas. Es un plato estrella para la salud.

Olivada o tapenade de aceitunas negras

- 200 gramos de aceitunas negras de Aragón.
- 1 diente de ajo.
- 50 ml de aceite de oliva.
- Perejil.

Es una de las salsas que más juego da. Se caracteriza por su sencilla elaboración. Tan solo debes triturar todos los ingredientes –sin el hueso de las aceitunas– hasta que quede una salsa espesa con un agradable sabor suave a aceituna.

Puedes preparar una variante de esta salsa, añadiendo 3 o 4 anchoas en salazón. Obtendrás una salsa con un sabor más potente y con más grasas buenas. Utilízala en ensaladas, verduras asadas, pescados, sobre pan de trigo sarraceno o quinua, o por encima de unas patatas asadas. Es una auténtica delicia.

Salsa de aguacate y anchoas

- ➤ Zumo de ½ limón.
- ➤ 1 aguacate.
- ➤ 4 anchoas en conserva.
- ➤ 1 ajo tierno.
- ➤ Perejil.

Lo único que debes hacer es triturar todos los ingredientes, y si se quiere hacer menos espesa se puede añadir aceite de oliva hasta conseguir la textura deseada.

Puedes hacer lo mismo utilizando una mayonesa casera como base, a la que añadirás el resto de ingredientes para triturarlos conjuntamente. Son dos salsas que pueden acompañar un sinfín de platos de marisco, pescado, verduras o ensaladas.

Salsa alioli al perejil

- ➤ 1 o 2 yemas de huevo.
- ➤ 200 ml de aceite de oliva.
- ➤ 1 ajo.
- ➤ Pizca de sal.
- ➤ Perejil al gusto.

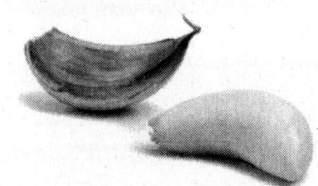

Es una receta originaria de Mahón, preciosa población menorquina. Se majan los ajos, la sal y el perejil en un morte-ro hasta que estén bien mezclados. A continuación se añade la yema o las yemas de huevo y se remueve la mezcla con energía hasta obtener una emulsión espesa. Luego, iremos incorporando aceite para aumentar el volumen de la emulsión. Ideal para acompañar a todo tipo de verduras, carnes, pescados…

Salsa romesco

- 6 tomates cocidos al horno.
- 2 pimientos rojos o ñoras, cocidos al horno.
- 3-4 dientes de ajo.
- 1 cucharada de café de pimentón rojo.
- 2 cucharadas soperas de vinagre de manzana sin pasteurizar.
- 10 almendras tostadas.
- 10 avellanas tostadas.
- Pimienta negra al gusto.
- Aceite de oliva virgen extra.
- Sal marina.

Esta salsa de la cocina tradicional catalana es de las mejores para aderezar cualquier tipo de ensalada, aunque también encaja muy bien con ensaladas amargas como escarola, rúcula o lechuga de roble. Tan solo hay que cocinar al horno los tomates y los pimientos hasta que tengan una consistencia blanda y luego triturar todos los ingredientes. Pruébala una vez y ya no podrás dejar de hacerla.

Bechamel de coliflor

- 100 gramos de coliflor cocida durante 10 minutos.
- 2 cucharadas soperas de harina de almendra.
- Nuez moscada.
- ½ vaso de caldo de pollo.
- 1 cucharada sopera de mantequilla de pasto.

Tritura la coliflor cocida con el caldo, pasa la mezcla a una cazuela caliente y añade la harina de almendra, la nuez moscada, la mantequilla y un chorro de aceite de oliva. Remueve a fuego medio hasta que se reduzca y tenga la consistencia adecuada.

Ensalada de aguacate con alioli de membrillo

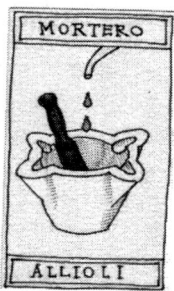

- 1 aguacate grande.
- 1 zanahoria.
- 4 rábanos.
- Chucrut.
- Pipas de calabaza.

- ➢ 1 membrillo.
- ➢ 1 ajo.
- ➢ Aceite de oliva virgen extra.
- ➢ Perejil o cilantro.

Cortar todos los ingredientes y mezclar con el alioli de membrillo.

Para preparar el alioli de membrillo, cocer al vapor o al horno el membrillo y, una vez frío, triturar con un ajo, aceite de oliva virgen extra y una pizca de sal. A mí me gusta añadir unas gotas o un chorro de lima o de limón.

Paté de sardinas

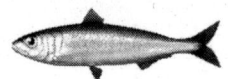

- ➢ 1 bote de vidrio de sardinas.
- ➢ 2 zanahorias ralladas.
- ➢ Zumo de ½ limón.
- ➢ 1 diente de ajo.
- ➢ Orégano, pimienta, cúrcuma y cilantro.

Triturar todos los ingredientes con un tenedor y añadir aceite si es conveniente para dar textura de paté. Ideal para poner sobre barcos de endivia o por encima de escarolas u otras hojas de brotes tiernos, como rúcula, canónigos o espinacas.

Puedes preparar una variante de esta receta cambiando las sardinas por anchoas en salazón.

Paté de caballa

- ➢ 2-3 zanahorias ralladas.
- ➢ Zumo de ½ limón.
- ➢ 1 ajo.
- ➢ Caballa en conserva de vidrio (3 tiras).
- ➢ Orégano.
- ➢ Sal marina.
- ➢ 1 cucharada de café de pasta umeboshi (opcional).

Tritura en un mortero o a máquina todos los ingredientes. Si quieres convertirlo en salsa, añade agua y ¡listo!

Paté de almendras

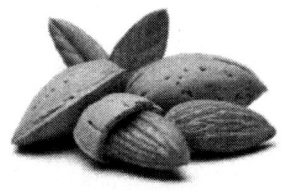

- ➤ 200 gramos de almendras crudas.
- ➤ 1 cuchara sopera de salsa tamari.
- ➤ Zumo de ½ limón.

Después de remojar las almendras durante 5 horas, como mínimo, triturarlas con un poco de la misma agua en que han estado remojadas, el zumo de ½ limón y 1 cuchara sopera de salsa tamari. Ya tienes un paté ideal para poner sobre barcas de endivia o para untar con bastoncitos de calabacín o apio. También queda muy bien sobre un lomo de bacalao a la plancha.

Puedes hacer esta receta con otros frutos secos, por ejemplo, pistacho o piñones.

Crema de aguacate y manzanas

- ➤ 4-5 manzanas.
- ➤ 1-2 aguacates.
- ➤ 1 limón.
- ➤ Hojas de menta.
- ➤ Leche de coco.

Es tan fácil como pelar las manzanas y el aguacate, ponerlos en el vaso triturador junto a las hojas de menta, el zumo de limón y dos dedos de leche de coco. Triturar y ajustar con más o menos leche de coco –también puedes sustituirla por agua– para conseguir la consistencia que más te guste.

Esta receta la puedes transformar en un delicioso helado, introduciendo la mezcla en moldes de helado en el congelador.

Tortilla de aguacate y jamón ibérico

- ➤ 2 huevos.
- ➤ 1 aguacate.
- ➤ 30 gramos de jamón ibérico en virutas.
- ➤ 1 cucharada sopera de aceite de coco.

Batir los huevos, saltear durante 30 segundos el aguacate cortado a dados con el aceite de coco y añadir los huevos batidos. Cuando vayas a cerrar la tortilla, añade el jamón en el último momento.

Verdura salteada con panceta

- ➤ 1 Calabacín.
- ➤ 1 cebolla.
- ➤ Brócoli.
- ➤ 1 trozo de calabaza.
- ➤ 200 gramos de panceta.
- ➤ Pimienta de cayena o pimientas rayadas.

Empieza salteando la panceta sin aceite a fuego medio hasta que vaya soltando su propia grasa. Después añade las verduras cortadas y las pimientas durante 3 o 4 minutos. Listo.

Barcas de endivia con sobrasada de Mallorca

- ➤ 2 endivias.
- ➤ 100 gramos de sobrasada ecológica.
- ➤ Perejil.

Monta la sobrasada encima de las endivias, sin el corazón. Adorna con perejil y, si quieres, añade unas gotas de limón.

Crema de verduras con aguacate

- ➤ 1 ramillete de brócoli.
- ➤ 1 cebolla.
- ➤ 1 calabacín.
- ➤ 1 aguacate.
- ➤ 2 cucharadas soperas de mantequilla ecológica o de ghee.
- ➤ 500 ml de caldo de pollo.

Saltea las verduras con la mantequilla hasta dorarlas un poco. Añade el caldo de pollo y, cuando haya hervido 4 o 5 minutos, corrige de sal y añade el aguacate. Tritúralo todo hasta que tengas una mezcla cremosa. Es una receta ideal para los que les cuesta comer aguacate.

Batido energético de plátano macho y aguacate

- ➤ 250 cc de leche de almendra casera.
- ➤ 1 plátano macho.

- ½ aguacate.
- Zumo de ½ limón.
- 1 puñado de frutos del bosque.
- Hojas de menta.

Es una receta que se puede hacer con el plátano cocido previamente, pero en crudo es un excelente prebiótico para nuestra flora bacteriana. Añade las especias que más te gusten y tritúralo todo.

Chocolate de las cinco especias

- 1 tableta de cacao puro o de chocolate con más del 80 % de cacao.
- 4 cucharadas soperas de manteca de cacao.
- Canela, jengibre, pimienta, nuez moscada y azafrán.
- Frutos secos (al gusto).
- Azúcar de coco.

Calienta al baño maría el chocolate y la manteca de cacao, y cuando esté disuelto mezcla todos los ingredientes con las especias sugeridas o las que prefieras. Deja que se mezclen bien los sabores mientras remueves durante un par de minutos. Luego, vuelca la mezcla en un molde de bombones o sobre una bandeja con papel de horno. Mételo en el congelador un par de horas y estará listo para degustar cuando quieras.

Chocolate al jengibre con aroma de cítricos

Puedes hacer tú mismo los chocolates que prefieras mezclando alimentos sanos. Es difícil encontrar en el mercado chocolates con cacao en un tanto por ciento de más del 80 % y con nada o poco azúcar o sin edulcorantes artificiales.

- 1 tableta de cacao puro o de chocolate de más del 80 %.
- Ghee o mantequilla de pasto o aceite de coco.
- Canela, jengibre y ralladura de la piel de 1 limón y 1 naranja.
- Frutos secos (al gusto).
- 1 cucharada sopera de miel o azúcar de coco.

Calienta al baño maría el chocolate y, cuando esté disuelto, mezcla todos los ingredientes y remueve hasta que la mezcla quede homogénea.

Vuélcala en un molde o sobre una bandeja con papel de horno, ponla en el congelador un par de horas y ya tendrás el chocolate a punto.

Crema de tubérculos con aceite de coco

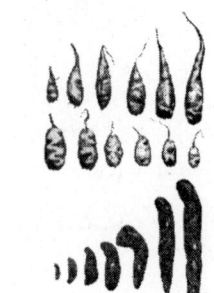

- ➤ 1 colinabo.
- ➤ 1 nabo.
- ➤ 1 patata.
- ➤ 1 moniato.
- ➤ 1 chirivía.
- ➤ 1 cebolla.
- ➤ 4 cucharadas soperas de aceite de coco.
- ➤ 1 vaso de leche de coco.

Cuece en agua los tubérculos cortados durante 10 minutos y cuélalos. Una vez colados, saltéalos con dos cucharadas de aceite de coco un par de minutos en una cazuela. Después añade la leche de coco hasta que coja algo de temperatura y tritura con las dos cucharadas restantes de aceite de coco. Corrige con más leche de coco y sal. Es una receta que te puede servir para desayunar, comer o merendar.

Postre de coco

- ➤ 1 lata de leche de coco.
- ➤ Canela.
- ➤ Coctel de fruta deshidratada (extraído de www.wikipedia).

Abre la lata y separa el líquido de la parte sólida. El líquido es una bebida isotónica, pero no nos sirve para preparar la receta cremosa. Con la parte más densa podrás preparar dos raciones de postre, merienda o desayuno. Añade canela y fruta deshidratada a tu gusto. Puedes servirlo frío en verano o a temperatura ambiente en los meses fríos. Es una versión de yogur griego pero sin lácteos.

Pastel *raw* de almendra y coco

- ➤ Sobras de la preparación de leche de almendra o 200 gramos de almendras en polvo o ralladas.
- ➤ Sobras de la preparación de leche de coco o 200 gramos de coco rallado.

- ➤ 12 dátiles medjool.
- ➤ 100 gramos de ghee o mantequilla eco.

Es una receta sencilla de preparar y muy buena. La masa se hace con los dátiles triturados con el agua con la que habrás puesto a remojar durante una noche o 4 horas, como mínimo. Los dátiles triturados y el resto de ingredientes se deben amasar hasta conseguir una pasta homogénea. Un consejo: saca antes la mantequilla de la nevera para que, al amasar, se funda con facilidad.

Enmoldar en un recipiente y poner en la nevera hasta que coja firmeza. Es una versión de la tarta de Santiago, que no te dejará indiferente.

Barritas energéticas

- ➤ 300 gramos de dátiles medjool grandes. Si no encontramos esta variedad y recurrimos a los normales, debemos tener en cuenta que son más duros y que hay que dejarlos en remojo toda la noche).
- ➤ 200 gramos de coco rallado.
- ➤ 100 gramos de remolacha rallada y escurrida.
- ➤ 100 gramos de manzana rallada.
- ➤ 25 gramos de harina de algarroba.
- ➤ 4 cucharadas soperas de aceite de coco virgen ecológico deshechas al baño María.
- ➤ 1 cucharada sopera de canela en polvo.
- ➤ Un poquito de zumo de limón.

Quitamos el hueso a los dátiles. En una procesadora de alimentos batimos los dátiles y los reservamos en un bol. Rallamos la remolacha y la manzana y añadimos el zumo de limón, para que no se vuelva oscura. Mezclamos las verduras con la masa de dátiles y vamos añadiendo el resto de ingredientes: primero la harina de algarroba, a continuación la canela, luego el coco rallado y, finalmente, el aceite de coco deshecho al baño María. Colocamos la masa en un molde rectangular plano y bajito. Dejamos enfriar en la nevera como mínimo durante media hora.

Pastel de almendra con coco

- ➤ 500 gramos de almendra rallada.
- ➤ 3 plátanos verdes o pochados con aceite de coco.

- Fibra de coco sobrante de la preparación de la leche de coco o coco rallado (100 gramos).
- Zumo de 1 limón o 1 naranja.
- 8-12 dátiles medjool remojados durante un par de horas. Sirve cualquier variedad de dátil, pero esta es muy dulce y carnosa.
- Canela en polvo a tu gusto.
- 2 huevos, las claras a punto de nieve.
- Ralladura de la piel del limón o naranja.
- 1 cucharada de postre de sal marina.
- 1 cucharada de postre de bicarbonato.

Se mezclan los ingredientes en seco y los húmedos por separado. Los dátiles se trituran con el zumo, los plátanos y las yemas. Luego se mezclan todos con suavidad, dejando las claras a punto de nieve para el último momento. Finalmente enmoldaremos en un recipiente y calentaremos a 160 °C durante 1 hora o hasta que pinchemos con un palillo y este salga seco.

Pastel de fruta crudi

Para la base:

- 12 dátiles medjool remojados. Cualquier variedad de dátil sirve, pero esta es muy dulce y carnosa.
- 250-400 gramos de almendras remojadas durante la noche.
- 2 cucharadas soperas de aceite de coco y 2 de ghee.
- 2 cucharadas soperas de harina de coco.

Triturar los ingredientes con un poco de agua hasta conseguir una masa compacta y enmoldar en una tartera.

Para el relleno:

- 2 plátanos.
- 2 melocotones o 2 chirimoyas.
- Zumo de 1 limón.
- 1-2 cucharas soperas de agar-agar.

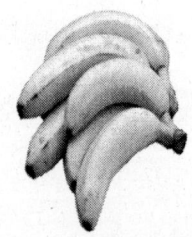

Triturar la fruta y calentar en un cazo ½ vaso de agua con el agar-agar, removiendo hasta que espese. Una vez que está espeso, se mezcla bien con la fruta triturada y se añade por encima de la base que tenemos en la tartera. La meteremos en el frigorífico durante 4 horas y ya estará listo el pastel para su consumo.

Ejemplos de menús con grasas saludables

Opciones de desayuno

- Sopa de verdura (espinaca, cebolla y ajo) con huevos poché.
- Tortilla de verduras y pimientas.
- Tostadas de trigo sarraceno con jamón de pato y aguacate.
- Aguacate con jamón ibérico.
- Pudding de chía (con leche de coco) con frutos secos y coco rallado.
- Crema de manzana y aguacate con limón y menta.
- Frutos secos y aguacate con aceite de oliva y escamas de sal.

Opciones de comida

Primeros

- Ensalada de coles (rizada, china, lombarda) con queso de cabra fresco, aceitunas negras y nueces, con vinagreta (con vinagre umeboshi).
- Endibia con olivada o tapenade de aceitunas y piñones.
- Ensalada de escarola, cebolla tierna, col lombarda, brócoli, boquerones en vinagre y mayonesa casera.
- Ensalada de lechuga de roble, aguacate, zanahoria, aceitunas amargas, anchoas en salazón, tomate, nueces, con 3 cucharas de aceite de oliva aromatizado con albahaca.
- Ensalada de manzana, aguacate, anchoas y vinagreta de limón y cilantro.
- Ensalada de pepino, calabacín, cebolla, brócoli, caballa de conserva, aceitunas negras y con salsa romesco.
- Ensalada de lechuga, puerro y pepino con guacamole.

Segundos

- Wok de verduras con panceta, salteadas con ghee y curry.
- Pato asado con verduras.
- Tortilla de patata, cebolla y jamón ibérico.
- Pollo campero con verduras y panceta.

- Cordero asado sobre cama de patatas y cebolla, con romero y tomillo.
- Cazuela de sepia y cordero con verduras.
- Puré de patata con mantequilla y salsa boloñesa a la cayena.

Opciones de cena

Primeros

- Crema de espárragos blancos, leche de coco y aguacate con hojas de menta.
- Espárragos verdes a la plancha con mayonesa.
- Espinacas salteadas con ajo, panceta y piñones.
- Brócoli con salsa de anchoas.
- Calabacín a la plancha con salsa romesco.
- Crema de puerros, calabacín y aguacate.
- Sopa de cebolla con huevos poché.

Segundos

- Bacalao con menestra de verduras con aceite de ajo (3 cucharas soperas).
- Caballa a la plancha, ajo y perejil.
- Endivias con paté de sardinas.
- 2 huevos a la plancha con jamón ibérico.
- Mero a la plancha con salsa bechamel de coliflor.
- Pavo a la plancha con paté de almendras.
- Tortilla de calabacín y jamón de pato.

Consejos prácticos

- Cuando comas fruta, mezcla algún alimento con grasa, como aguacate o frutos secos.
- Si consumes cereales, procura que sean un ingrediente minoritario del plato y que vayan acompañados de muchas verduras y grasas.
- Si añades aceite, hazlo en crudo preferiblemente.
- El aceite de oliva aguanta bien las temperaturas de cocción, pero evita cocinar a temperaturas muy elevadas.
- Sé exigente con la calidad de los alimentos grasos que compras; prioriza los ecológicos.
- Si después de comer más grasas, notas la boca seca, sed y pesadez, toma agua con limón en las comidas.

- No prescindas de los huevos ecológicos, el pescado azul y el aguacate.
- No caigas en el error de consumir demasiada proteína animal. Un buen consejo es dividir el plato en un 25 % de proteína y un 75 % de verduras y/u hortalizas, con los alimentos grasos o grasas que creas conveniente.
- Cambia el chip de los desayunos que nos han impuesto. Es conveniente que entiendas que el desayuno es una comida más que puede estar compuesta por platos o alimentos que asocias a otras comidas del día.
- No caigas en el error de comer sin hambre. No hace falta comer cinco veces al día, ni siquiera desayunar si no tienes hambre, te sienta bien permanecer con el estómago vacío y mantienes una buena energía mental y física.
- Procura masticar los purés o cremas y beber tus comidas.
- No olvides especiar tus comidas.

14

ACEITES Y ESPECIAS

Utilizar el aceite como ingrediente principal a la hora de fabricar nuestros propios medicamentos es una tarea muy fácil, eficaz y gratificante. Macerar especias con propiedades medicinales como la cúrcuma, el jengibre, el clavo, la pimienta de cayena o el laurel, entre otros, es una de las actividades más inteligentes que podemos realizar en nuestra casa. Para macerar aceite con hierbas o especias aromáticas, tan solo hay que mezclar en pequeñas aceiteras un buen aceite de oliva orgánico virgen y las especias que vayamos a utilizar.

Debemos asegurarnos de que las especias estén bien secas o bien las colaremos para evitar la formación de hongos o mohos que estropeen el aceite. Aunque os voy a describir las propiedades de las especias por separado, las maceraciones pueden hacerse con varias especias que sean de vuestro gusto. Aconsejo no mezclar más de cinco, pues los sabores y aromas se vuelven confusos y la sinergia (efecto potenciador de los principios activos) no es tan buena si la variedad es excesiva.

Aunque el tiempo óptimo de una maceración en aceite ronda las 3 o 4 semanas en un lugar con temperatura estable y sin luz directa del sol u otras fuentes de luz, a las dos semanas ya podrás disfrutar de un aceite con mucho aroma y sabor, y una buena dosis de principios activos en su interior. Será el toque perfecto y distinguido para tus platos, sabiendo además que ese aceite no hará otra cosa que mejorar tu salud.

Las recetas de aceites, están pensadas para aceiteras de entre 200 y 250 mililitros.

Aceite al jengibre

Es ideal cuando no te agrada el aceite. Confiere un ligero sabor picante, pero no el típico sabor intenso que a veces crea rechazo. Este aceite tendrá las propiedades del jengibre y las del propio aceite. Reduce el dolor de la artrosis, es un excelente regulador del ácido clorhídrico del estómago, tanto si se tiene hipoclorhidria como úlceras estomacales.

Si se tiene hipoclorhidria es probable padecer de asma —el 80 % de los casos de asma se deben a una baja producción de ácido clorhídrico— y el jengibre mejora la sintomatología. También es útil como antiinflamatorio. Es eficaz en la reducción de la celulitis y muchos estudios destacan su acción positiva en la protección neuronal.

Aceite al ajo

La base es el ajo, pero puedes combinarlo con otras especias. El aceite con ajo laminado es una delicia para acompañar verduras, carnes y pescados. Si quieres que los principios activos del ajo se liberen en mayor medida, machaca los ajos y deja macerar el aceite durante unos 28 días. Luego se debe filtrar para que no se estropee y tendrás un aceite con propiedades antisépticas y antiinflamatorias.

Aceite a la guindilla

La guindilla le dará un toque picante al aceite. Si las guindillas secas se vierten partidas, se liberará más cantidad de principio activo (capsaicina), que añadirá al aceite un plus de efecto antiinflamatorio, aunque su sabor será más picante. Además, mejorará la digestión, pues estimula la secreción de los jugos digestivos. Es ideal para combinar con ensaladas, verduras, carnes o pescados. Asimismo posee un efecto termogénico que ayudará a perder peso con más facilidad.

Aceite al tomillo

Es ideal para sopas, cremas, carnes y pescados. Las propiedades de este aceite aromático y muy mediterráneo son antisépticas. Combate los microorganismos patógenos que afectan a las vías respiratorias y, por tanto, es una buena forma de prevenir las infecciones respiratorias es introducir en tus platos el aceite al tomillo o la especia en seco. Para su preparación tan solo debes a macerar unos 15 gramos de tomillo con el aceite y esperar de 2 a 3 semanas.

Aceite al romero y limón

El romero seco, el limón fresco en rodajas y ligeramente chafadas con el fin de que suelten un poco de su zumo. Esperar 5 semanas y disfrutar de este aceite que favorece una buena digestión de las grasas al facilitar la aparición de bilis en los intestinos. Es un aceite que mejorará platos de pescado, marisco y ensaladas.

Aceite a la albahaca

Después de macerar la albahaca fresca se tiene que colar el aceite, que te recordará a la salsa pesto. Con 30 gramos de albahaca tienes suficiente para que quede un aceite aromatizado, aunque yo le pongo más cantidad. Me gusta el sabor que da a verduras, pescados y ensaladas. Es un aceite muy digestivo, antiinflamatorio y contiene vitamina K.

Aceite al orégano

Es un aceite con propiedades claramente antisépticas, antibacterianas, antivíricas y antifúngicas. Se puede elaborar con orégano fresco, pero yo suelo utilizar el seco para no tener que colar luego el aceite y potenciar más el sabor. 15 gramos de orégano seco serán suficientes para que riegues tus platos de patatas asadas, carnes o arroces. En un estudio publicado en 2012 se observó que en los ratones a los que se les había aumentado la grasa en la dieta, al añadir orégano al aceite reducían el aumento de peso con respecto a los ratones a los que no se lo añadieron.

Aceite de jengibre y trufa

Este aceite se debe de calentar ligeramente junto a la trufa cortada muy pequeña y las rodajas de jengibre muy finitas. Se trata de calentarlo a unos 40 °C y luego dejarlo reposar hasta que se enfríe. A continuación, se aplastan los trozos de jengibre y trufa con un cuchillo para que los sabores se mezclen. Guarda el aceite en la aceitera para usarlo en cualquier plato, no tiene desperdicio.

Muchos piensan que el jengibre es uno de esos nuevos alimentos surgidos de la globalización, y no se equivocan del todo… pero es de la globalización de hace cientos de años que iniciaron los romanos. En el siglo XVI, Europa ya importaba más de 2.000 toneladas de Asia.

El jengibre puede considerarse como un medicamento disfrazado de alimento-especia.

- Diaforético (produce calor). Propiedad ideal cuando estás resfriado o has cogido frío y necesitas entonar el cuerpo. El efecto térmico también aumenta el gasto calórico y facilita la pérdida de peso.
- Antiinflamatorio. Sus jengiroles tienen la capacidad de reducir inflamaciones en artritis reumatoide y gastritis.
- Antiemético. Reduce la sensación de mareos, náuseas y vómitos, incluso en el embarazo. Con 1,5 gramos de jengibre será suficiente para reducirlos o anularlos.
- Digestivo. Reduce flatulencias y mejora la formación de ácido clorhídrico en el estómago, haciendo que el intestino reciba el bolo alimenticio de forma adecuada para su correcta absorción y aprovechamiento. Es efectivo contra la dispepsia crónica o la mala digestión permanente.
- Reduce el tiempo de dolor muscular producido por ejercicio, tal como se pudo comprobar, en un estudio en el que los participantes consumieron 2 gramos de jengibre durante 11 días seguidos.

Es un excelente aliado para mejorar el tratamiento de la diabetes tipo 2. En un estudio publicado en 2015 se pudo comprobar que 2 gramos de jengibre reducían el nivel de glucosa en sangre un 12 %, la relación de apolipoproteínas (ApoB/ApoA1) en un 28 % y las lipoproteínas oxidadas en sangre en un 23 %. Todos ellos son parámetros para determinar la existencia de problemas cardiovasculares.

Útil para las mujeres que padecen de dolor menstrual. Es tan eficaz para la reducción del dolor como el ibuprofeno, si se toma la cantidad de 1 gramo durante los tres primeros días del periodo.

Podría ser eficaz contra determinados tipos de cáncer si se administran 2 gramos diarios, gracias su contenido en jengirol-6. El cáncer de mama, ovarios y de páncreas serían posiblemente los beneficiados al tomar jengibre.

Estudios en animales apuntan que podría mejorar la respuesta contra el Alzheimer, mejorando la inflamación y las capacidades de memoria y concentración.

Y, finalmente, se muestra eficaz frente a la gingivitis, periodontitis, faringitis e infecciones respiratorias.

Aceite con clavos de olor, pimienta, laurel y romero

Es un gran aceite para sopas, cocidos de verduras, carnes y pescados. Todas las especias deben estar secas y se tiene que macerar en aceite durante 1 mes como mínimo. Las cantidades se pueden variar a tu gusto; el mío
consiste en poner 1 hoja grande de laurel, 1 cucharada sopera de pimientas variadas, 15 gramos de romero y 8 clavos de olor.

15

SUPLEMENTACIÓN DE ÁCIDOS GRASOS

La suplementación no debería ser necesaria si la alimentación está bien equilibrada y gozamos de buena salud. No obstante, en casos determinados puede ser de gran ayuda.

Hay que diferenciar entre los diferentes tipos de suplementos comercializados, pues no todos son de igual calidad ni todos sirven para el mismo objetivo.

Omega 3

En los casos de histaminosis alimentaria, por ejemplo, se debe de suplementar con cápsulas de W3, ya que en la dieta no hay alimentos que incorporen W3. También se debería recurrir a la suplementación en los casos de inflamación crónica.

Las cápsulas de ácidos grasos W3 se dividen en cápsulas con DHA (ácido docosahexanoico), cápsulas con EPA (ácido eicopentanoico) y cápsulas que combinan los dos ácidos grasos anteriores en proporciones diversas.

Hay cápsulas que están limpias de metales pesados, pues han pasado por un proceso de descontaminación y otras no. Es obvio cuáles son las que debemos escoger. Hay otras que contienen ácido titánico, el cual puede estar contraindicado en determinadas patologías: cáncer de próstata, retinosis, enfermedad de Refsum o síndrome de Zellweger.

Las cápsulas con mayor contenido de EPA son más eficaces para problemas dermatológicos y como complemento de la dieta para prevenir enfermedades u optimizar nuestra salud.

En cambio, las cápsulas con más cantidad de DHA son más interesantes, pues el organismo es capaz de convertir DHA en EPA si es necesario, pero no al revés. Cuando se analiza la sangre de las personas que se suplementan con DHA, se ha comprobado que los niveles en sangre de EPA y DHA aumentan.

El DHA es más conveniente si vamos a tomarlo para casos de ateroesclerosis e hipertensión, para modular el sistema inmune, aumentar la agudeza visual, disminuir la cantidad de triglicéridos y aumentar el nivel de colesterol HDL. Asimismo es fundamental para mejorar la memoria y la capacidad de concentración.

En cualquier caso, ambos ácidos grasos deben estar obtenidos por proceso enzimático en frío o por disolventes orgánicos, sin que hayan sufrido calentamiento en el procesado y encapsulado, preferiblemente en forma de triglicéridos o fosfolípidos, que es tal como los podemos encontrar en los alimentos. Todas las cápsulas deberían llevar vitamina E para evitar su oxidación.

Veamos a continuación tres fuentes diferentes de EPA y DHA.

- **Cápsulas de aceite de algas.** Son una opción para vegetarianos o veganos. Su contenido suele ser 100 % DHA, pero también se pueden encontrar con mezcla de EPA y DHA.

- **Cápsulas de aceite de pescado.** Son las más habituales. Las mejores son las que provienen de pescados pequeños y de aguas frías. Puedes encontrar numerosas combinaciones de EPA/DHA: 450/300, 720/480, 625/245, etc.

- **Cápsulas de aceite de Krill.** Son las mejores con diferencia. Proceden de microcrustáceos que forman parte de la biomasa marina más grande del planeta, el plancton.

Numerosos estudios avalan su eficacia en numerosos procesos patológicos: artritis, inflamación crónica, hiperactividad e hipercolesterolemia. Su absorción es un 30% mayor que las del aceite de pescado y, a diferencia de estas, su contenido es rico en astaxantina, un polifenol con propiedades antioxidantes y muy rico en fosfatidilcolina, fosfolípido beneficioso para la salud cerebral, pues estimula la sinapsis cerebral y la mejora de la memoria.

Gracias a la astaxantina y a otros polifenoles en su composición, la capacidad antioxidante del aceite de krill es muy superior a otros micronutrientes aislados, como la propia astaxantina en cápsulas u otros aceites, como el de pescado. Esto lo convierte en un excelente aliado para mejorar muchas situaciones:

- Mejora de problemas neuronales: memoria, depresión, enfermedad de Alzheimer y déficit de atención.
- Fomenta el equilibrio de colesteroles en sangre.
- Mejoras en el sistema digestivo, en concreto intestinos e hígado, además de mejorar la respuesta de la vesícula biliar.
- Mejoras en el desarrollo fetal cuando se toma durante el embarazo.

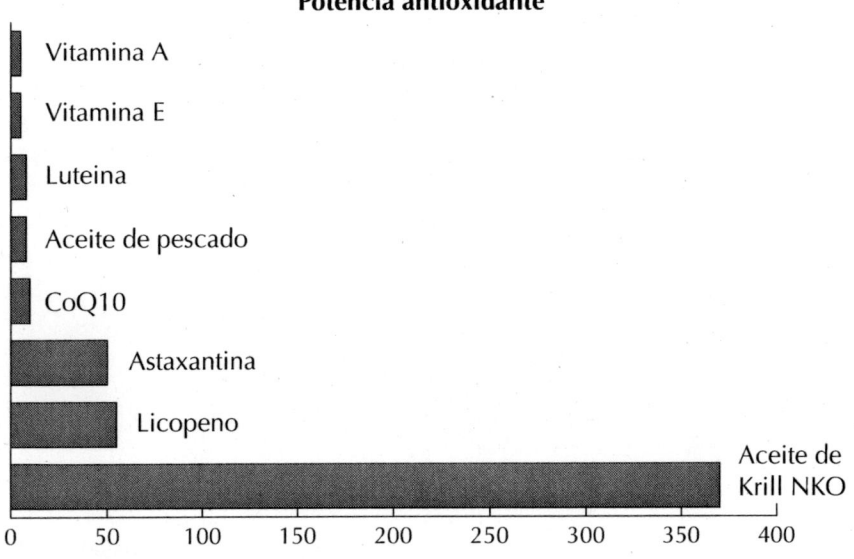

Potencia antioxidante

Potencia antioxidante expresada en a escala ORAC (Capacidad de Absorción de Radicales de Oxígeno). Extraído de soycomocomo.es.

Los beneficios de una suplementación con ácidos grasos omega 3 se pueden notar a partir de dosis de 250 miligramos de DHA por cápsula y día. La ventaja de tomar los que provienen del aceite de Krill, es que se absorben mejor y ofrecen beneficios adicionales, como la capacidad de reducir los efectos dañinos de los radicales libres, entre otros la aceleración de los procesos degenerativos naturales del organismo o los debidos a patologías crónicas.

Las dosis variarán en función de la situación y necesidades de cada persona. Si pensáis que os puede ir bien, dirigíos a un nutricionista o profesional del sector que conozca bien la suplementación con ácidos grasos.

Los últimos estudios avalan que si queremos obtener lo máximos beneficios las suplementaciones deben situarse en 4 gramos de omega 3 al día. En un estudio se vio cómo los niveles altos de omega 3 aumentaban la esperanza de vida en 4,7 años, además de reducir más del 30% el riesgo de mortalidad por cualquier causa y un 39% el riesgo cardiovascular (Bernasconi AA, Wiest MM, Lavie CJ, et al. *Effect of Omega-3 Dosage on Cardiovascular Outcomes: An Updated Meta-Analysis and Meta-Regression of Interventional Trials*. Mayo Clin Proc. 2021 Feb;96(2):304-13).

Onagra y borraja

Ambas son hierbas conocidas por su capacidad de mejorar los estados hormonales de la mujer, concretamente el síndrome premenstrual y las menstruaciones irregulares.

Lo cierto es que a muchas mujeres les funciona muy bien este tipo de aceites que se extraen en frío de las semillas de estas dos plantas. Está compuesto por ácidos grasos W3 y W6, siendo estos últimos los más abundantes. Sin embargo, dentro de estos W6, hay una variedad que no resulta proinflamatoria, como la que proviene de los cereales o legumbres. Se trata del denominado ácido gamma linoleico (GLA), que activa las mismas prostaglandinas antiinflamatorias que el W3.

16

CONTRAINDICACIONES DE UNA DIETA ELEVADA EN GRASAS

- Las personas con hipocolesterolemia familiar y con el gen Apo E4 deben evitar las grasas saturadas. No pueden metabolizar de forma correcta estas grasas, que son muy proclives a generar problemas cardiacos o Alzheimer.
- Las personas que hayan sufrido una colecistectomía en un periodo inferior a un año, pues es un plazo demasiado corto para que el hígado se haya podido adaptar. Incluso después de un año o más, es posible que sigan habiendo problemas con la digestión de alimentos grasos, por muy saludables que estos sean, aunque es evidente que será peor con los alimentos que contienen grasas malas. En este caso, se deben racionar más las grasas, pero no hace falta renunciar a ellas, por completo.
- Personas con piedras en la vesícula biliar. Esta situación puede limitar la expulsión de bilis en el intestino y hacer que las grasas no se digieran bien.
- Vesícula perezosa. Las causas pueden ser desde infecciones por virus a situaciones posquirúrgicas y depresiones, pero las consecuencias, son las mismas que en el caso anterior.
- Diabéticos con resistencia a la insulina. A pesar de que el tratamiento dietético en estos casos consiste en potenciar el consumo de grasas y disminuir el de carbohidratos hasta llegar a una dieta cetogénica, el peligro de cetoacidosis diabética es real pero improbable.

NOTAS

(1) O. P. Luzardo, M. Almeida-González, L. A. Henríquez-Hernández, M. Zumbado, E. E. Álvarez-León, L. D. Boada. Polychlorobiphenyls and organochlorine pesticides in conventional and organic brands of milk: occurrence and dietary intake in the population of the Canary Islands (Spain). See comment in PubMed Commons below. *Chemosphere.* 2012 Jul; 88(3): 307-15.

(2) Andrew G. Renehan, Marcel ZwahlenxMarcel Zwahlen, Search for articles by this author Prof. Christoph Minder, Sarah T. O'Dwyer, Prof. Stephen M Shalet, Prof. Matthias Egger. Insulin-like growth factor (IGF)-I, IGF binding protein-3, and cancer risk: systematic review and meta-regression analysis. *The Lancet.* Vol. 3636, No. 9418, p. 1346-1353, 24 April 2004.

(3)   Johanna E. Torfadottir, Laufey Steingrimsdottir, Lorelei Mucci, Thor Aspelund, Julie L. Kasperzyk, Orn˘Olafsson, Katja Fall, Laufey Tryggvadottir, Tamara B. Harris, Lenore Launer, Eirikur Jonsson, Hrafn Tulinius, Meir Stampfer, Hans-Olov Adami, Vilmundur Gudnason, and Unnur A. Valdimarsdottir. Milk Intake in Early Life and Risk of Advanced Prostate Cancer. *Am J Epidemiol.* 2012 Jan 15; 175(2): 144–153.

(4)   Daldy Y. Food production without artificial fertilizer. *Nature.* 145, 905-906 (8 June 1940).

(5)   P. W. Siri-Tarino, Q. Sun, HUFB, R. M. Krauss. «Meta-analysis of prospective cohort studies evaluating the association of saturated fat with cardiovascular disease». *Am J. Clin Nutr.* 2010 Mar, 91(3): 535-46.

(6)   Robert H Knopp, Barbara M. Retzlaff. Saturated fat prevents coronary artery disease? An American paradox, *American Journal of Clinical Nutrition*, vol.80, No 5, 1102-1103, November 2004.

(7)   Mozaffarian D, Rimm EB, Herrington DM. Dietary fats, carbohydrate and progression of coronary atherosclerosis in postmenopausal women, *Am J Clin Nutr*, 2004; 80:1175-1184.

(8)   Castro-Gonzalez, M. «Ácidos grasos omega 3; beneficios y fuentes». INCI v.27 n.3 Caracas mar.2002.
       http://www.scielo.org.ve/scielo.php?

(9)   Menendez Fernández, M. «*Prehistoria antigua de la Península Ibérica*». Ed. UNED, 2013.

(10)   Masaki KH, Losoncky KG, Izmirlian G, et al. Association of vitamin E and C supplement use with cognitive function and dementia in elderly men. *Neurology,* 2000; 54(6): 1265-1272.

(11)   Harcombe Z, Baker JS, Cooper SM, Davies B, Sculthorpe N, Di Nicolantonio J., Grace F. «Evidence from randomized controlled trials did not support the Introduction of dietary fat guidelines in 1977 and 1983: a systematic review and meta-analysis». *Open Heart* 2015; 2.

(12) Sharman, Matthew J. A ketogenic diet favorably affects serum bio-markers for cardiovascular disease in normal-weight men. *Journal of Nutrition.* July 1, 2002 vol. 132 No. 7 1879-1885.

(13) Westman EC. Yancy WS Jr, Mavropoulos JC, Marquart M, McDuffie JR. The effect of a low-carbohydrate, ketogenic diet versus a low-glycemic control in type 2 diabetes mellitus». *Nutr Metab.* (London) 2008.Dec 19; 5-36.

(14) Feinman RD, Makowske M. Metabolic syndrome and low-carbohydrate ketogenic diets in the medical school biochemistry curriculum. *Metab Syndr Relat Disord* 2003 Sep;1(3):189-97.

(15) Henderson ST, Janet L Vogel, Linda J Barr, Fiona Garvin, Julie J Jones, and Lauren C Costantini. Study of the ketogenic diet agent AC-1202 in mild to moderate Alzheimer's disease; randomized, double-blind, placebo-controlled, multicenter trial. *Nutr Metab* (London) 2009; 6:31.

(16) Weihua Zhou, Purna Mukherjee, Michael A Kiebish, William T Markis, John G Mantis, and Thomas N Seyfried. The calorically restricted ketogenic diet, an effective alternative therapy for malignant brain cancer». *Nutr Metab* (Lond) 2007; 4-5.

(17) Vanitallie TB. Nonas C., Di Rocco A, Boyar K, Hyams K, Heymsfield SB.Treatment of Parkinson disease with diet-induced hyperketonemia: a feasibility study». *Neurology* 2005 Feb 22; 64(4); 728-30.

(18) Lin PY, Su KP. A meta-analytic review of double-blind, placebo controlled trials of antidepressant efficacy of omega-3 fatty acids. *J Clin. Psychiatry,* 2007 jul; 68(7): 1056-61.

(19) Lesser M, Sawrey Kubicek, L, Mauldin K, King, J.C The effect of almond on satiety and the postprandial metabolic response in high-risk pregnant women. April 2015 The FASEB Journal vol. 29 No. 1 Supplement 912.12.

(20) Shin JY, Suls J, Martin R. Are cholesterol and depression inversely related? A meta-analysis of the association between two cardiac risk factors. *Annals of Behavioral Medicine* 2008 Aug; 36(1): 33-43

(21) Greenblatt James. Low cholesterol and its physiological effects; Low cholesterol is linked to depression, suicide and violence. *Psychology Today*. 10 de junio de 2011.

(22) Lindeberg S, Berntorp E, Nilsson-Ehle P, Terént A, Vessby B.Age relations of cardiovascular risk factors in a traditional Melanesian society: the Kitava study. *Am J Clin Nutr.* 1997; Oct, 66(4):845-52.

(23) Qu YH, Xu GX, Zhou JZ, Chen TD, Zhu LF, Shields PG, Wang HW, Gao YT. Genotoxicity of heated cooking oil vapors. *Mutation Research,* 1992 Dec; 298:105-111.

(24) Pieterse Z, Jerling JC, Oosthuizen W, Kruger HS, Hanekom SM, Smuts CM, Schutte AE. Substitution of high monounsaturated fatty acid avocado for mixed dietary fats during an energy-restricted diet: effects on weight loss, serum lipids, fibrinogen, and vascular function. *Nutrition* 2005 Jan; 21(1): 67-75.

(25) Wien M, Haddad E, Oda K, Sabaté J. A randomized 3x3 crossover study to evaluate the effect of Hass avocado intake on post-ingestive satiety, glucose and insulin levels, and subsequent energy intake in overweight adults. *Nutrition Journal.* 2013;12:155.

(26) German JB, Nestel P, Lamarche B, van Staveren WA, Steijns JM, de Groot LC, Lock AL, Destaillats F. Gibson RA, Krauss RM, et al. A reappraisal of the impact of dairy foods and milk fat on cardiovascular disease risk. *European Journal of Nutrition.* 2009; 48(4): 191-203.

(27) Noziere P, Graulet B, Lucas A, Doreau M, Carotenoids for ruminants: From forages to dairy products. *Animal Feed Science and Technology.* 131 (131) Dec 2006, pp 418-450.

(28) Shai, Iris et al. Weight Loss with a Low-Carbohydrate, Mediterranean, or Low-Fat Diet. *N Engl J Med* 2008:359; 229-241

(29) Liau KM, Lee YY, Chen CK, Rasool AH. An Open-Label Pilot Study to Assess the Efficacy and Safety of Virgin Coconut Oil in Reducing Visceral Adiposity. *ISRN Pharmacology.* 2011; 2011:949686.

(30) Nosaka N, Suzuki Y, Nagatoishi A, Kasai M, Wu J, Taguchi M. Effect of ingestion of medium –chain triacylglycerols on oderate– and high-intensity exercise in recreational athletes. *J Nutr Sci Vitaminol* (Tokyo). 2009 Apr; 55(2):120-5.

(31) Muskiet FAJ. Pathophysiology and Evolutionary Aspects of Dietary Fats and Long-Chain Polyunsaturated Fatty Acids across the Life Cycle. In: Montmayeur JP, le Coutre J, editors. *Fat Detection: Taste, Texture, and Post Ingestive Effects.* Boca Raton (FL): CRC Press/Taylor & Francis; 2010. Chapter 2.

WEBS DE INTERÉS

- http://WWW.Evamuerdelamanzana.com
- http://www.doctor-natasha.com/what-should-my-blood-choleste-rol-be.php
- http://www.westonaprice.org/know-your-fats/good-fats-bad-fats-separating-fact-from-fiction/
- http://www.cavemandoctor.com/2012/05/27/checking-your-oil-the-definitive-guide-to-cooking-with-fat/
- http://www.fitnes revolucionario.com
- www.soycomocomo.es
- http://www.marksdailyapple.com/defending-olive-oils-reputation/

OTROS TÍTULOS DE INTERÉS

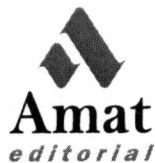

Amat
editorial

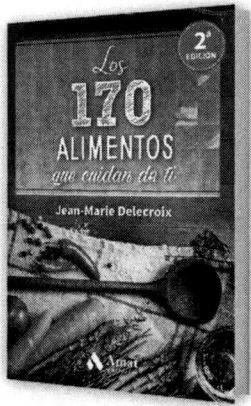

Los 170 alimentos que cuidan de ti

Jean-Marie Delacroix

ISBN: 9788497358262

Págs: 384

Más allá de los clásicos consejos sobre alimentación como que hay que consumir por lo menos cinco frutas y hortalizas al día y tomar leche por lo menos tres veces al día, sabrás qué alimentos debes tomar para afrontar el estrés, el cansancio, si haces deporte intensivo, si eres propenso a enfermar o si quieres estar en plena forma para una prueba deportiva o para largas jornadas de trabajo

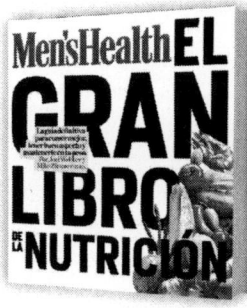

El gran libro de la nutrición

Joel Weber - Mike Zimmerman

ISBN: 9788497354363

Págs: 384

Una guía completa con todos los alimentos, recetas y trucos para mantener una alimentación 100% saludable. Un libro imprescindible para todas aquellas personas que deseen comer bien, sentirse mejor y perder peso rápidamente, además de disfrutar de una salud de hierro. Este manual de alimentación y nutrición, basado en exhaustivas investigaciones, ofrece los últimos descubrimientos científicos en nutrición, excelentes fotografías y recetas fáciles, sabrosas y saludables.

OTROS TÍTULOS DE INTERÉS

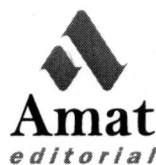

Amat
editorial

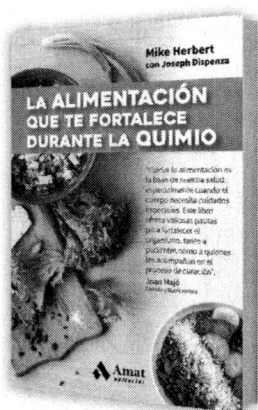

La alimentación que te fortalece durante la quimio

Mike Herbert - Joseph Dispenza

ISBN: **9788497358361**

Págs: **192**

El cuerpo es una poderosa máquina curativa y el bienestar es nuestro estado normal y natural. Incluso sometidos al tratamiento de las sustancias químicas de la quimioterapia es mucho lo que se puede hacer para promover la curación activando y alimentando el sistema inmunológico del cuerpo, permitiéndole funcionar como un potente motor curativo.

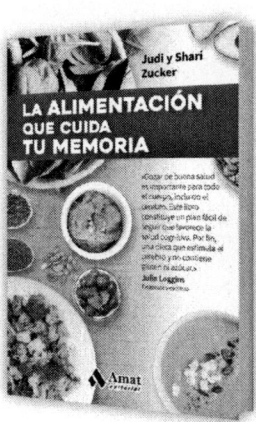

La alimentación que cuida tu memoria

Judi y Shari Zucker

ISBN: **9788497359009**

Págs: **208**

Unas medidas tan sencillas como comer correctamente, dormir las horas suficientes, reducir el estrés, no fumar, minimizar la ingesta de alcohol, tomar suplementos nutricionales, hacer ejercicio y mantener el cerebro activo pueden contribuir a prevenir el deterioro de la memoria.